Dr. med. Barbara G. Tilmann
Doris Iding

Erkennen,
was krank macht

Intuitiv den Weg
der Heilung finden

Kösel

HINWEIS

Dieses Buch möchte vor allem die Intuitionsschulung unterstützen. Die dargestellten Zusammenhänge zwischen Lebenshaltungen und Krankheiten dienen vor allem der Information und der Erhöhung der Selbstwahrnehmung. Beschriebene Fallbeispiele sind für sich gültig, aber nicht auf andere Personen übertragbar. (Namen von Patienten wurden aus Gründen des Persönlichkeitsschutzes geändert.) Die Fallbeispiele ersetzen weder eine korrekte medizinische Diagnostik noch eine entsprechende Behandlung, die im Bedarfsfall von einer qualifizierten Fachperson eingeholt werden muss.

© 2003 by Kösel-Verlag GmbH & Co., München
Printed in Germany. Alle Rechte vorbehalten
Druck und Bindung: Pustet, Regensburg
Umschlag: Karin Petersen, München
Umschlagmotiv: photonica/Takeshi Kanzaki
ISBN 3-466-34465-4

*Gedruckt auf umweltfreundlich hergestelltem Werkdruckpapier
(säurefrei und chlorfrei gebleicht)*

Wir widmen dieses Buch dem
Unwillkommenen
und dem
Vollkommenen
in uns

Inhalt

(* = Übungen)

TEIL 5
DER INTUITIVE WEG ZUR HEILUNG 175

TEIL 6
ANHANG 195

Einleitung

Nur bei Mir
findest du Rat.
Komm zu Mir!
Nur bei Mir ist Schutz.
und Heilung.
Höre auf Mich!
Ständig rufe ich dich.
Ich rufe dich, wenn es Zeit ist, zu gehen,
wenn es Zeit ist, den Film abzuschalten,
das Gespräch abzubrechen,
dich zu verabschieden.
Höre auf Mich![1]

Gehören Sie auch zu den Menschen, denen etwas fehlt in unserem aktuellen Gesundheitswesen, in dem Patienten meist als Nummer oder Diagnose gespeichert werden? Vielleicht können Sie dieses Etwas nicht in Worte fassen, aber Sie haben ein Gefühl dafür, dass Ihre Behandlung als Patient nicht wirklich vollständig ist. Im Grunde Ihres Herzens spüren Sie zwar, was Sie krank macht und was Sie heilt, aber die Vernunft hält Sie doch immer wieder davon ab, diesem Etwas auf den Grund zu gehen und ihm zu folgen.

Dieses Etwas ist nichts anderes als ein tiefes, jedem Menschen innewohnendes intuitives Wissen. Wir haben zwar manchmal so ein komisches Gefühl, aber wir können es nicht in Worte fassen bzw. manchmal ist es uns auch gar nicht mehr zugänglich. Es liegt verschüttet unter Meinungen und Vorstellungen, die der Verstand geschaffen hat. Darüber hinaus wird ihm in unserer relativ verkopften Gesellschaft und unserem Gesundheitssystem, das auf empirischem Wissen basiert, auch nicht sonderlich viel Beachtung geschenkt.

Das liegt mitunter daran, dass ein erkrankter Körper in der Schulmedizin, die unser Gesundheitssystem noch weitestgehend bestimmt, als eine Ansammlung von reparier- oder sogar austauschbaren Einzelteilen gehandhabt wird. Hier ist die gesamte Betrachtungsweise des menschlichen Körpers immer noch weitgehend rational, nüchtern und äußerst technisch. Die Diagnostik ist zwar sehr aufwendig und hochtechnisch, erfasst aber nur die Oberfläche des Menschen – seinen Körper. Der Mensch jedoch, der als Individuum seinen Körper mit *Geist* und *Seele* bewohnt und im Grunde seines Herzens weiß, was ihn krank macht und was ihn heilt, steht immer noch nicht genügend im Blickfeld.

Doch inzwischen befinden wir uns an einem Wendepunkt, der einen Paradigmenwandel hin zu einer Lebensauffassung einleitet, die über das reine Denken und logische Verstehen hinauswächst. Neben Heilpraktikern, Homöopathen und naturheilkundlich arbeitenden Ärzten wird dieser Weg nun glücklicherweise auch von immer mehr schulmedizinisch ausgebildeten Ärzten beschritten. Es ist vielen Heilkundigen deutlich geworden, dass wir tiefe und elementare Heilung nur dann finden können, wenn wir neben der rationalen, dominanten Hirnhälfte auch die nichtrationale, vernetzende und intuitive Hirnhälfte aktivieren und mit in den Heilungsprozess einbeziehen. Durch diese Integration wird das medizinische Verständnis wesentlich um die Qualitäten von bildhaft symbolischem Erfassen, Empfindung und höherer Weisheit erweitert und die Intuition ebenfalls mit einbezogen.

Aus dieser Erkenntnis heraus möchten wir uns in diesem Buch mit Ihnen auf den Weg zur *intuitiven* Heilung machen. Hier können wir das Bewusstsein entwickeln, dass wir neben unserem Verstand auch tiefes intuitives Wissen besitzen, auf das wir uns verlassen können. Dieser Weg zeigt sich empfindsam, empfänglich und empathisch. Er ist schöpferisch, hier wird nicht gekämpft und nicht gewertet. Hier wird akzeptiert, was ist, und integriert, was integriert werden will.

Die Integration der intuitiven Heilung bedeutet zum Beispiel für einen Arzt, dass er neben seiner medizinischen Kompetenz auch seine intuitiven und kreativen Fähigkeiten in die Behandlung mit einbezieht. Der Arzt denkt nicht mehr nur über Methoden der Krankheitsbekämpfung nach, sondern öffnet sich gleichzeitig für seine Intuition. Das führt ihn mit seinem Patienten zu einer achtsamen Begegnung, welche die Aufmerksamkeit hin zum ganzheitlichen, wirklichen Wesen richtet. Dies wiederum soll zu einem bewussteren Umgang mit sich selbst führen und in mehr Zutrauen zur eigenen Intuition und Zuwachs an Akzeptanz münden, wodurch die Selbstverantwortung für das individuelle körperliche und seelische Wohlbefinden wächst.

Bei dieser Herangehensweise löst sich die hierarchische Struktur zwischen Arzt und Patient und wächst zu einer Begegnung zweier Menschen, die sich als gleichgewichtiges Team aufeinander einlassen. In dieser Begegnung geht es weniger darum, ein körperliches Symptom oder anderes Phänomen zu eliminieren, sondern sich für den Hintergrund und den Zusammenhang des Leidens auf einer tieferen und ganzheitlichen Ebene zu öffnen. Für den kranken Menschen entsteht dadurch die Möglichkeit, sich dem Arzt, sich selbst und dem Leben gegenüber auf einer ganz anderen, umfassenderen Ebene zu öffnen.

Aber auch jemand, der sich nicht in ärztlicher Behandlung befindet, kann den Weg der Intuition gehen und dadurch zur inneren und äußeren Gesundheit gelangen. Er wird beginnen, darauf zu hören, was sein Körper ihm sagt und wonach die Seele ruft.

Der Mensch auf dem intuitiven Weg zur Heilung begreift sich als eine KörperBewusstSeinsEinheit, welche seine Psyche, seine Sprache des Körpers sowie seine momentane Lebenssituation und seinen Ursprung als bewusstes, vollständiges Wesen, der mit allen anderen Wesenheiten und Bewusstseinsformen verbunden ist, in den Heilungsprozess mit einbezieht.

Hier wird der Körper nicht ausschließlich wie eine Maschine repariert, Krankheitssymptome werden nicht unterdrückt oder geleugnet. Stattdessen begibt man sich auf Spurensuche, um die

Sprache und die Weisheit des Körpers zu entziffern, da sie meist die vollständige Wahrheit des Menschen ausdrücken, die der Verstand nur schwer oder gar nicht akzeptieren oder verstehen kann. Der Körper hilft uns zu erkennen, wo das menschliche Wesen in seiner Komplexität nicht im Einklang mit sich selbst ist. Das bedeutet, dass Bewusstseinsinhalte, mit denen der Mensch beispielsweise im Zustand seiner Krankheit identifiziert ist, ihn so sehr einengen, dass der bewusste Kern seines Wesens verdrängt wird. Mit Bewusstseinsinhalten sind bestimmte Charaktereigenschaften oder Verhaltensweisen gemeint. Diese hält der Patient für seine letzte Wahrheit und bemerkt nicht, dass sie stattdessen nur ein Teil seiner Überzeugungen aus der Lebenserfahrung sind und somit beispielsweise seine Bewertung oder innere Haltung von Krankheit und Gesundheit widerspiegeln.

Da es auf dem intuitiven Heilungsweg nicht um eine radikale oder vordergründige Bekämpfung von Symptomen geht, sondern um die liebevolle Akzeptanz und Integration dessen, was ist, kann sich eine Öffnung des Menschen auf einer tieferen Schicht der inneren Ebene einstellen. Er wird in eine erweiterte Dimension geführt, in der empfunden und anerkannt wird, was die verschlüsselte Mitteilung des Körpers ausdrückt. Seine Botschaft gewährt Einsichten und wertvolles Mitgefühl für sich selbst und aktiviert seine eigenen Heilungskräfte. Diese integrieren einen in der Tiefe erlebten Verlust oder verdrängten Schmerz, sodass sich der Mensch in einem erweiterten Verstehensprozess wieder vervollständigt.

Dieses Buch hilft dabei, zu *erkennen, was krank macht*, und kann als Leitfaden verstanden werden, um auf intuitiven Wegen zu Heilung und Einsichten zu kommen.

Zum praktischen Verständnis sei hier angemerkt, dass Erfahrungen aus dem ärztlichen Wirken und Leben von Dr. Barbara G. Tilmann in der Ich-Form erscheinen. Enthaltene Übungen, die neutral im Text auftauchen und den Leser meist in der Sie- oder in der Du-Form ansprechen, stammen von Doris Iding. Gemeinsame Erkenntnisse und Einschätzungen der Sachverhalte machen wir kenntlich, indem wir die Wir-Form wählen.

Neben theoretischen Beschreibungen über den Verstand und seine Funktionsweisen wird der Leser in den verschiedenen Kapiteln zu den unterschiedlichen Aspekten immer wieder kurze Geschichten, Anekdoten oder Verse finden. Sie alle handeln von unseren Gefühlen, dem Verstand, dem Herzen und der Weisheit des Herzens. Durch Geschichten kann man zwischen seiner eigenen Situation und der erzählten Geschichte eine Parallele ziehen und zu einem tieferen Verständnis seiner selbst kommen. Darüber hinaus helfen sie dabei, sich selbst und das Leben nicht nur einseitig, das heißt, nicht nur über den Verstand, zu betrachten. Geschichten erhöhen zwar die geistige Flexibilität, haben aber auch eine heilsame Komponente, die nicht mit dem Verstand erfasst werden kann.

Die erwähnten Übungen (mit dem Symbol) können entweder allein oder mit einem Partner durchgeführt werden. Sie führen zu einer Erforschung von inneren Haltungen gegenüber dem Körper und dem Leben, dem Kranksein und der Heilung sowie zur Öffnung des Herzens. Neben den eingestreuten Übungen haben wir für Sie im 4. Teil des Buches noch einmal einen speziellen Übungsteil zusammengestellt. Er enthält besonders zentrale Übungen und Experimente, mit denen Sie Ihren Haltungen auf die Spur kommen sowie den Zugang zu Ihrer Intuition und zu Ihrem Herzen erkunden und vertiefen können.

Bei diesen Übungen wird nicht mit dem Verstand gefragt und gesucht, also analysiert, sondern der Raum zum mitfühlenden und weisen Verstehen geweitet. In ihm können sich die tiefen menschlichen und spirituellen Sehnsüchte und Antworten zeigen, die eine Verbindung zu dem aufkeimen lassen, was das Wesen vervollständigt und es in einen gesegneten inneren Zustand von Heilung eintreten lässt.

Mögen sich alle Wesen im Herzen berühren lassen.

Dr. Barbara G. Tilmann & Doris Iding
Frühjahr 2003

TEIL 1

Umgang mit Krankheit und Heilung

Euer Schmerz ist das Zerbrechen der Schale, die euer Verstehen umschließt. Wie der Kern der Frucht zerbrechen muss, damit sein Herz das Licht der Sonne erblicken kann, so müsst auch ihr den Schmerz erleben. Und könntet ihr in eurem Herzen das Staunen über die täglichen Dinge bewahren, würde euch der Schmerz nicht weniger wundersam erscheinen als die Freude. ... Vieles von eurem Schmerz ist selbstgewählt. Er ist der bittere Trank, mit dem der Arzt in euch das kranke Ich heilt. Daher traut dem Arzt und trinkt seine Arznei schweigend und still: Denn seine Hand, obwohl schwer und hart, wird von der zarten Hand des Unsichtbaren gelenkt ...

KHALIL GIBRAN[2]

Aufgrund seiner eigenen Lebensgeschichte hat jeder Mensch eine subjektive Vorstellung oder Empfindung von Krankheit, Kranksein, Gesundheit und Gesundsein. Dabei spielt der Rahmen, in dem wir aufgewachsen sind, eine zentrale Rolle. Wird ein Mensch zum Beispiel schon sehr früh mit einer eigenen Krankheit oder der einer nahe stehenden Person konfrontiert, so wird er vermutlich einen ganz anderen Bezug zum Kranksein haben als ein Mensch, der in einer Umgebung aufwuchs, in der die Familienmitglieder primär gesund waren.

Ich selbst durchlebte kurz nach meiner Geburt eine schwere Kopfverletzung, durch die ich im Verlaufe meines Lebens sehr sensibel für die Aspekte wurde, die mit körperlichem und geistig/seelischem Unwohlsein zusammenhingen. Hinzu kam die labile Konstitution meiner Mutter, die in mir als Kind den unablässigen Wunsch äußerte, ihren Gesundheits- und Gesamtzustand zu stabilisieren und zu verbessern.

Durch diese frühen Konfrontationen sowohl mit einer eigenen Krankheit als auch der meiner Mutter, meiner wichtigsten Bezugsperson, drückte sich für mich als Kind das Kranksein absolut aus. Es schien so, dass Krankheit überall war – in mir und im Mittelpunkt meiner Welt – meiner Mutter. Mein größter Herzenswunsch war, dass ich den Zauber und die Kraft von Heil-Sein beschwören könnte und nicht nur meine Mutter und ich selbst gesund würden, sondern auch alle anderen Wesen auf dieser Welt. Immer wieder hatte ich Visionen, die von der strahlenden Harmonie der Körper und vom Frieden der Seele durchdrungen waren.

Die Bedeutung von Krankheit und Heilung

Das Entstehen von Krankheiten

Durch die eigenen Erfahrungen mit Krankheit und durch den tiefen Wunsch, eine Harmonie des Körpers und den Frieden der Seele herzustellen, sehe ich Krankheit heute nicht nur als eine Störung, die sich ausschließlich auf den physischen Körper begrenzt. Selbst wenn ich eine körperliche Verletzung betrachte oder ein krankes Gliedmaß untersuche, also die äußerlich offensichtlichsten Anzeichen einer Krankheit sehe, gehe ich davon aus, dass diese körperliche Erkrankung auch gleichzeitig immer emotionale Schmerzen widerspiegelt und sich Geist und Seele des Erkrankten im Ungleichgewicht befinden.

In diesem Sinne kann ich die Befindlichkeit eines Körpers, egal, ob es sich dabei um eine leichte Grippe oder um eine lebensbedrohliche Krebserkrankung handelt, nicht losgelöst vom Denken und Fühlen des Patienten betrachten. Eine körperliche Störung ist nach meiner Erfahrung ein massiver und offensichtlicher, manchmal auch der allerletzte nonverbale Hilfeschrei des Menschen. Wenn dieser Hilfeschrei durch die Sprache des Körpers erst einmal sichtbar geworden ist, muss auf der geistig-seelischen Ebene bereits eine gravierende Disharmonie vorliegen.

Die Schulmedizin hingegen betrachtet Körper und Geist auch heute noch weitgehend als voneinander getrennt. Von einer Existenz seelischer Energien ist in dieser Tradition meist nicht die Rede. Geprägt durch Descartes und die nachfolgende Rationalisierung der Welt und der Mechanisierung des Lebens halten viele Menschen nur das für real, was sie mit ihren Augen sehen und mit den Händen berühren können. Viele Naturwissenschaftler akzeptieren oftmals nur eine empirisch beweisbare, über die Ratio denkbare Realität. Es fällt ihnen schwer, zu akzeptieren, dass sich geistige oder seelische Energien auch auf die materielle Ebene auswirken können. Dabei ist selbst ein Wissenschaftler nicht in der Lage, Nachforschungen ohne die Energie seiner Gedanken und seines Wesens anzustellen. Aus grobstofflicher Sicht sind seine Gedanken zuerst unsichtbar und keine feste Materie. Sie werden erst Form annehmen, wenn er sie bewusst in Worten artikuliert, sie niederschreibt oder sie als eine Versuchsanordnung sichtbar macht.

Bei jedem Menschen kann ein Strom von Gedanken vollkommen unbewusst in eine spezielle Richtung gelenkt werden, ebenfalls eine bestimmte Form annehmen und sich dann in der Sprache des Körpers als Schmerzen oder als eine Krankheit ausdrücken. Viele Schulmediziner diagnostizieren diese Krankheit lediglich als eine rein körperliche Störung. Sie sind im Vergleich zu ganzheitlichen Heilkundigen primär am Endprodukt der physischen Erscheinung interessiert, nicht jedoch daran, die *Quelle* der Erkrankung zu finden, die oftmals in Gedanken und Gefühlen liegt.

Was uns krank macht

Im Falle einer sich anbahnenden Krankheit nehmen Gedanken und Emotionen eine bestimmte Richtung, eine Tonart oder Färbung an. Diese kristallisieren sich um eine unerträgliche Situation, wie zum Beispiel um eine psychische Kränkung, einen physischen Unfall oder um einen emotionalen Verlust. Viele Male habe ich bei meiner Arbeit gesehen, welche Auswirkungen emotionale und körperliche Verletzungen hinterlassen können. Deshalb sind die Fragen: »Was ist Kränkung für Sie?« und »Was macht sie mit Ihnen?« in meinem Sprechzimmer sehr präsent. Nicht selten erhalte ich als Antwort: »Kränkung macht mich krank!«

Ist sich ein Mensch dieser Tatsache jedoch nicht bewusst und nicht bereit, sich dieser Erfahrung zu stellen, sondern verdrängt Gefühle wie Angst, Trauer und Wut, hat das Folgen auf sein gesamtes Wohlbefinden. Er verschiebt somit unbewusst unangenehme Erlebnisse derart, dass daraus einschneidende Wirkungen entstehen, die das gesamte menschliche System ins Ungleichgewicht bringen können. Dieses Ungleichgewicht kann auf eine Körperebene wie ein schädliches, schmerzerzeugendes Gift wirken und dementsprechend zu einer Krankheit führen.

Die Heilweisen des 20. Jahrhunderts

Wissenschaft und Medizin

Die heutige Schulmedizin basiert in weiten Teilen immer noch auf dem Wissensstand des 17. und 18. Jahrhunderts, geprägt vom Denken Isaac Newtons. Er sah die Welt als eine berechenbare und kalkulierbare Maschine. Diese Entwicklung setzte sich mit dem schon erwähnten Descartes fort, der Körper und Seele voneinander getrennt betrachtete. Mit dieser Einstellung konnte man es wagen, nicht nur die Welt an sich, sondern auch den menschlichen Körper nüchtern und losgelöst von magischen und religiösen Tabus rational zu betrachten. Man begann, den menschlichen Körper in seine Einzelteile zu zerlegen, und kam immer mehr zu dem Schluss, dass der menschliche Körper und eine Maschine in ihrer Funktionsweise große Analogien aufweisen. Außerdem fand man die Seele nicht als ein sichtbares Substrat.

Der technische Fortschritt befähigte den Menschen, in die Funktionsweisen des Körpers einzugreifen. Das anscheinende Nichtvorhandensein der Seele erlaubte es ihm. Man begann, kranke Gelenke durch künstliche zu ersetzen, Organe auszutauschen und den Körper wieder funktionstüchtig zu machen. Der Körper wurde bis in die kleinsten sichtbaren Einzelteile zerlegt, seine komplexen Funktionsabläufe vordergründig immer verständlicher und Eingriffe an ihm immer einfacher.

Entmystifizierung und Machtübertragung

Durch Untersuchungen, die sich auf möglichst objektivierbare Kriterien bezogen, wurden die Ursachen von Krankheiten nachvollziehbarer. Sie waren nicht mehr nur noch die Strafe Gottes, das Resultat von magischen Handlungen oder von Tabuübertretungen. Dadurch wurde aber auch gleichzeitig die Verantwortung für die Aufrechterhaltung der Gesundheit an die Mediziner abgegeben. Sie wurden zu Göttern in Weiß erhoben und übernahmen das Mitentscheidungsrecht über das (Weiter-)Leben des Menschen, Tote zum Leben zu erwecken und Leben nach Wunsch zu erzeugen. Das Wissen, dass der grobstoffliche Körper mit den geistigen Dimensionen des Menschen, seiner Seele und seinem Geist – sowie dem Rest des Universums – in Beziehung steht, geriet immer mehr in den Hintergrund.

Rationale Medizin

Intuition und schöpferische Empathie sowie der Zugang zu nicht rationalen Welten werden zwar in Randgebieten der Schulmedizin bereits praktiziert, haben aber noch nicht wirklich ihren Platz gefunden. Die Natur mit ihren beseelten Heilpflanzen wird in der rationalen Medizin ebenso in ihrer Existenz wenig anerkannt wie die geistseelische Dimension des Menschen. Doch um den emotionalen Schmerzen und seelischen Nöten begegnen zu können, braucht ein Arzt offensichtlich noch andere Qualitäten als nur seine Ratio: heilende Hände, ein offenes, geduldiges Ohr, einen liebevollen, wissenden Blick und eine warme Berührung.

Obwohl aus der Hirnforschung hinlänglich bekannt ist, dass das menschliche Gehirn aus zwei Hirnhälften besteht, benutzt der herkömmlich geschulte Arzt aber meist nahezu ausschließlich seine rationale, dominante, beim Rechtshänder linke Hirnhälfte.

Die Folge ist, dass der Blick für die Ganzheit verloren gehen kann. Es scheint, als sei sich die halbierte rationale Welt ihrer visionären und kreativen Hälfte noch nicht bewusst. Dabei hat die Evolution dem denkenden Hirn ganz bewusst ein schöpferisches, intuitiv wissendes Hirn und ein mitfühlendes, empfindsames Herz an die Seite gestellt.

Fehlfunktionen dürfen nicht sein

Mit der noch weitgehend verbreiteten dominierenden ratio-technischen Auffassung nimmt das Leben einen kalkulierbaren Verlauf und vermittelt den Menschen ein vermeintliches Gefühl von Sicherheit. Der Körper soll sich möglichst jung und perfekt anfühlen. Sind wir hingegen gebrechlich und krank, scheinen wir keine Existenzberechtigung mehr zu haben. So wird es dem Menschen nahezu unmöglich gemacht, ein Gefühl von Kranksein, Schwäche oder eine Erfahrung von Schmerz und Unvollständigkeit aufkommen zu lassen.

Bei einer solch symptomatischen Behandlungsweise ist meist nur eine vordergründige Manipulation am kranken Körper möglich. Doch darüber hinaus erwarten viele Menschen von ihren Ärzten, dass diese ihnen die zutiefst menschlichen Gefühle wie Angst, insbesondere die Lebensängste, Gefühle wie Hilflosigkeit, Ohnmacht und Schwäche nehmen.

Wird ein Mensch trotzdem krank, reagiert sein Verstand mit äußerster Ablehnung. Eine der Krankheit zugrunde liegende Erfahrung wird für ganz unbedeutend gehalten oder schlichtweg ausgeschlossen und abgeschnitten. Somit werden – wie bereits erwähnt – unerwünschte Empfindungen ins Unbewusste verdrängt – und agieren von dort aus wie Untergrundkämpfer. Obwohl sie nicht offensichtlich sind, üben sie und die damit einhergehenden Gefühle unbewusst eine sehr große Macht auf das seelische und körperliche Wohlbefinden des Menschen aus.

Trotzdem darf man nicht außer Acht lassen, dass die Schulmedizin viele Vorteile mit sich brachte und bringt. Durch die genaue Kenntnis der Anatomie und des Aufbaus des menschlichen Körpers und seiner Organe stellen Krankheiten wie beispielsweise eine Blinddarmentzündung, die früher zum Tod führte, heute keine Lebensgefahr mehr für den Menschen dar. Und jeder, der an Zahnschmerzen gelitten hat, weiß, wie wohltuend eine sofortige Behandlung durch den Zahnarzt ist. Einen ganz herausragenden Fortschritt stellt auch die Notfall- und Intensivmedizin dar, die wir heute alle nicht mehr missen möchten.

Die Sehnsucht nach Alternativen

Immer mehr Menschen möchten heutzutage von ihrem Arzt auf einer tieferen Ebene verstanden werden, so wie es beim Hausarzt vergangener Tage der Fall war. Er kannte über viele Jahre die ganze Familie des Patienten und war mit ihrer Geschichte und Konstitution vertraut, wusste um das gesamte Familiensystem. Hinzu kommt, dass Menschen – besonders kranke und sterbende Menschen – sich nach mehr Achtung und liebevoller Zuwendung sehnen. Sie wünschen sich, dass ihren Erfahrungen und Empfindungen, die lange Zeit unterdrückt wurden, Raum gegeben wird.

Dies ist zum Beispiel in der ganzheitlichen Medizin der Fall. Im Gegensatz zur Schulmedizin glaubt man dort, dass Körper, Seele und Geist untrennbar miteinander verbunden sind und dass sich verdrängte und abgespaltene Gefühle als körperliche Krankheit manifestieren können. Krankheit wird hier eher als eine Chance verstanden, sein Schicksal zum Positiven hin zu wenden. Diese Sichtweise geht konform mit vielen Heilslehren unterschiedlicher Traditionen, wie es beispielsweise im Ayurveda oder bei der Traditionellen Chinesischen Medizin der Fall ist oder wie wir es auch aus den jahrtausendealten asiatischen Übungswegen kennen: Yoga, Tai Chi oder Meditation werden inzwischen auch hierzulande vermehrt praktiziert. Sie machen dem Menschen die untrennbare Verbindung zwischen Körper, Geist und Seele deutlich und unterstützen ihn darin, körperlich zu entspannen und den Geist zur Ruhe zu bringen.

Unerfüllte Hoffnungen

Als in den letzten 20 Jahren immer mehr ganzheitliche Heilungsansätze entwickelt wurden, begann man zu erkennen, dass dem eigenen Wohlbefinden auch eine Geisteshaltung zugrunde liegt. Nun allerdings gab man sich dem Glauben hin, man könne gesunden, wenn man nur stark genug positive Gedanken produzierte und wirklich mit tiefem Willen die Krankheit besiegen wolle. Neben alternativen Heilverfahren, die vielen Menschen die Möglichkeit boten, sich wieder auf einer tieferen Ebene mit sich selbst zu beschäftigen und nach den Ursachen der Krankheit zu suchen, nahm auch die Zahl der esoterischen Bewegungen zu. Hier sowie in einigen ganzheitlichen Medizinsystemen war und ist aber häufig immer noch von Kampf die Rede. »Kampf gegen ...«, »Der Sieg über ...«. Auch Publikationen mit entsprechenden Titeln geben davon beredtes Zeugnis. Wer trotzdem stirbt, hat nicht richtig hingeschaut oder will nicht wirklich hinschauen ...

Derlei Urteile können einen kranken Menschen enorm unter Druck setzen und das Gefühl entstehen lassen, dass überhaupt nicht anerkannt wird, wie mutig mancher Aids- oder Krebskranke mit seiner Krankheit umgeht.

Die beschriebenen Auffassungen erzeugen bei vielen Menschen einen bemerkenswerten Leistungsdruck und Schuldgefühle. Auf paramedizinischen und alternativ-heilkundlichen Fortbildungen war vor allem in der Vergangenheit die Luft schwanger von euphorischen Hoffnungen, alles heilen zu können. Dies stimulierte neben der Hoffnung auch eine gewisse Überheblichkeit Schulmedizinern gegenüber. Gelegentlich war auch eine unausgesprochene und verletzend arrogante Haltung spürbar, wie es oben schon anklang: Wer krank ist, hat selber Schuld und soll sich schämen, wenn er nicht gesund wird. Dies zeigt, dass Krankheit und Kranksein auch in der ganzheitlichen Medizin teilweise noch nicht selbstverständlich von Herzen angenommen werden. Die Vorstellung, alles – einschließlich Heilung – im Griff haben zu können, entspringt immer noch der dominanten Hirnhälfte, auch wenn es im ersten Moment so scheinen mag, als wäre dieser Ansatz ganzheitlich.

Die neue Medizin – vernetzt und weise

Erkenntnisse aus der Hirnforschung

Nach dem heutigen Wissensstand ist das menschliche Gehirn aus drei Partien aufgebaut, die aus verschiedenen Evolutionsepochen stammen. Die älteste Region ist für alle Instinkte und für die Autonomfunktionen zuständig. Dieses so genannte Stammhirn, auf dem das übrige Gehirn ruht, hat weitgehende Ähnlichkeit mit dem Aufbau des Gehirns von Reptilien. Die Äußerungen dieses Hirnanteils sind archaisch, starr, zwanghaft und ritualisiert, da sie Dominanz und Unterwerfung regeln.

Über dem Stammhirn ruht der Palaeocortex. Sein Zentrum ist das limbische System, dessen Hauptfunktionen aus Kämpfen, Flüchten, Nahrungsaufnahme und Sexualtrieb bestehen. Es verursacht Gefühle wie Schmerz und Lust und ist von entscheidender Bedeutung für unser Überleben, denn die Bedrohung unserer Überlebensbedürfnisse löst Wut, Angst und Schmerz aus. Werden diese Bedürfnisse jedoch befriedigt, empfinden wir Lust.

Über dieser basalen Grundkonstante baut sich die jüngste Stufe des Gehirns auf, der Neokortex, der einem Walnusskern gleicht. Er verschaltet in der menschlichen Wahrnehmung komplexe emotionale Vorgänge wie Freude, Ekstase, Trauer und Mitgefühl und verleiht den Geschehnissen des Lebens Sinn und tiefere Bedeutung.

Das »Herz« des Gehirns

Der evolutionär jüngste Teil des Neokortex, der Frontallappen des Gehirns, verleiht uns durch seine basale Verschaltung mit dem limbischen System in der frühen Phase unseres Lebens die Fähigkeit zur Selbsterkenntnis und Introspektion. Dies ist ein lebenswichtiger Grundbaustein für die Ausbildung einer empathischen Beziehung, denn ohne ihn können wir keine Beziehungen zu anderen Menschen aufbauen. Empathie beinhaltet die Fähigkeit, sich in die Erlebnisweise anderer Menschen einfühlen zu können und sie in ihrem Sosein zu empfangen. Sie stellt die Grundlage für emotionales Lernen dar, welches wir ein Leben lang für ein menschlichen Miteinander benötigen. Als Neugeborene lernen wir nur, indem wir uns einfühlsam mit den Erfahrungen und Empfindungen unserer Bezugspersonen gleichschalten, indem wir deren Gefühle von den Gesichtern ablesen, uns in sie hineinversetzen und unsere Reaktionen auf sie abstimmen. Deshalb nennt der amerikanische Hirnforscher MacLean den Frontallappen das »Herz des Hirns«.

Neben der Fähigkeit, unser Überleben zu sichern, verfügt das menschliche Gehirn über die Gabe einer so genannten interdependenten Wahrnehmung von Multidimensionalität. Interdependenz ist die auf Wechselwirkung beruhende gegenseitige Abhängigkeit, die ausdrückt, dass nichts voneinander unabhängig existiert.

Die Bedeutung und Wirkung der Interdependenz auf das Leben des Menschen und die Auswirkung auf seine Gesundheit und Krankheit sind noch relativ unerforscht. In alternativen Ansätzen entfalten sich am wahrscheinlichsten Möglichkeiten zur erweiterten und intuitiven sowie metaphysischen Heilung. Auf diesen Wegen steht der Mensch im Mittelpunkt als eine Körper-BewusstSeinsEinheit. Das heißt, dass er nicht nur um das Einheitsbewusstsein von Körper, Seele und Geist weiß, sondern auch das Einheitsbewusstsein ist, das jenseits der dualen Subjekt-Objekt-Wahrnehmung liegt.

Wann Heilung erfolgt

Je schlimmer die Lebensumstände sind, desto größer die potenzielle Chance der Bewusstseinstransfomation. In scheinbar aussichtslosen Situationen, wie zum Beispiel bei einer schweren Krankheit oder bei einem tief greifenden Verlust, verstärkt sich zunächst der normale Widerstand gegen den gegenwärtigen Moment – und somit das Leid. Das JETZT, das »So-Sein« des JETZT zu akzeptieren, scheint unmöglich und sinnlos. Wenn der Mensch die Last des »leidenden Selbst« in einem solchen Moment aber nicht mehr tragen kann, kann es geschehen, dass plötzlich innerlich etwas kippt. Das tief verwurzelte Nein zum gegenwärtigen Moment löst sich auf, und damit auch das leidende Selbst. Wird das JETZT dann zugelassen, so, wie es ist, öffnet sich die Tür zu einem tiefen, inneren Frieden und zu einer Intelligenz, die jenseits des Denkens liegt. In diesem Bewusstseins-Shift wird das falsche Selbst, das aus Gedankenformen besteht, als Illusion – eine Art Traumbild – erkannt. Nehme ich den gegenwärtigen Moment vollkommen an, nimmt das JETZT, das nichts anderes als das Leben selbst ist, auch mich vollkommen an. Manchmal ändert sich dann auch die äußere, scheinbar schwierige Situation wie von selbst. Dinge, die man schon fast als Wunder bezeichnen könnte, geschehen.

ECKHART TOLLE[3]

Heilung kann erfolgen, wenn der Mensch – als KörperBewusstSeinsEinheit – daran interessiert ist, sich selbst, das heißt die Facetten seines Bewusstseins und die Sprache seines Körpers, zu verstehen. Und wenn er bereit ist, gleichzeitig im Hier und Jetzt mit all den Erscheinungsformen der Krankheit bedingungslos da zu sein und sich vollständig wahrzunehmen. Er erforscht sich über das Denken, also die rationale Gehirnhälfte, ist aber darüber hinaus auch offen für Empathie, Mitgefühl, Hingabe, Demut, und Empfänglichkeit. Das heißt, er öffnet sich auch für die emotional-intuitive Gehirnhälfte und ist offen für das Sosein jenseits der dualen Wahrnehmung. Mit einer solchen Herangehensweise befindet er sich auf dem intuitiven Weg zur Heilung und erkennt, was ihn krank gemacht hat und was ihn zur Heilung führt.

Good Medicine

Good Medicine heißt wörtlich übersetzt »gute Medizin« und benennt in der Philosophie der Naturvölker und im Schamanismus ein Kraftpotenzial, welches für sich in seiner Art steht und beispielsweise das Fließen von Energien anregen kann, Defekte füllt oder Mangel beseitigt. Dies bezieht sich nicht nur auf den menschlichen Körper. Es kann auch auf erheblich erweiterte Systeme wie eine Gemeinschaft von Menschen, ein Ritual oder das Handeln eines Menschen, die Kraft eines Tieres oder die Schönheit und Eigenart einer Pflanze bezogen werden. Gute Medizin ist überall dort, wo das Wesen im Einklang mit sich und dem ist, was größer ist als der Mensch und sein Verstand. Demzufolge ist die Abwesenheit von guter Medizin ein Ausdruck von Disharmonie oder Krankheit. Es ist ein wesentlicher Aspekt von Heilung, gute Medizin zu machen, einen Zustand von Disharmonie ins Gleichgewicht zu führen, damit wieder alles im Fluss ist, Harmonie einkehrt und der Mensch sich wieder als mit sich selbst, das heißt als eine KörperBewusstSeinsEinheit und als eine Einheit mit allem anderen erfährt und empfindet.

Dieser Aspekt der guten Medizin, das heißt, jede Form der Disharmonie zu beseitigen und wieder einen Fluss herzustellen, ist in vielen Traditionen zu finden. Auch im Taoismus wird damit gearbeitet. Dort bezeichnet man diese Energie als *Chi*. Es ist die Bezeichnung für universelle Energie oder Lebenskraft. Sie ist als eine Energie des Lebens bei allen lebendigen Geschöpfen anzutreffen, jedoch in der westlichen Naturwissenschaft vollkommen unerforscht. Zahlreiche Kulturen haben für sie nicht nur einen Namen, sondern verfügen auch über ein umfassendes Wissen, dahin gehend, wie sie den Körper in bestimmten Kanälen durchströmt.

Heilung möchte beispielsweise den Strom von gestauter oder blockierter Lebensenergie wieder ins Fließen bringen. Das bedeutet nicht uneingeschränkt, dass ein ursprünglicher Zustand wieder so hergestellt werden kann, wie er vorher war. Wir verstehen darunter keine Heilsversprechung. Hat jemand ein Gliedmaß verloren, wird eine Heilungsabsicht in eine andere Richtung gehen, wie wenn man Heilung bei einer Migräne oder Depression sucht. Manchmal geschieht Heilung auch dann, wenn ein Mensch sich selbst und sein Leben annimmt und sich für etwas, was er getan oder unterlassen hat, vergibt – und dann stirbt. Denn sich selbst zu vergeben und anzunehmen kann zu einer sehr umfassenden inneren Erfahrung von Heilwerden führen, auch wenn von außen betrachtet der Körper noch krank ist.

Verstimmung der Lebenskraft

Der Vater der Homöopathie, Samuel Hahnemann, beschrieb die Empfindung und Erscheinung von Krankheit oder Kranksein an sich als eine Verstimmung der Lebenskraft. Der intuitive Weg der Heilung sucht ebenfalls die Quelle einer tiefsten Verstimmung. Begibt man sich auf diesen Weg, sich der Empfindung von Disharmonien zuzuwenden, ist es das Anliegen des Arztes, diese innere Verstimmung aufzusuchen, wirklich zu verstehen und zu würdigen, um so die meist tiefe, menschliche Verletztheit darin anzuerkennen.

Eine physische Beschwerde oder eine Krankheit kann oft der Hinweis dafür sein, worüber sich der Körper des Kranken beschweren möchte oder muss. Hier ist es besonders interessant, was die körperlichen Beschwerden ausdrücken bzw. beklagen wollen. Der Kranke soll dazu angeregt werden, seine Körpersprache und alle Empfindungen, Wahrnehmungen und Verletzungen, die damit zusammenhängen, zu verstehen. Die Art und Weise der ärztlichen Zuwendung vollzieht sich ohne ein rationales Analysieren und ohne Bewertung. Damit ist auch gemeint, wieder intuitiv zu erlernen, was gut für den eigenen Körper und die eigene Seele ist.

Dabei ist der Arzt bemüht, herauszufinden, welche Gedanken über den Krankheitszustand gedacht und wie sie bewertet werden und ob die gegenwärtige Situation akzeptiert werden kann oder nicht. Dadurch kann dem Kranken zum Beispiel bewusst werden, dass und wie er sich gegen seine Krankheit auflehnt, und er kann erkennen, worin ihn sein eigener erkrankter Körper unterstützen möchte. In dieser Weise wird ihm eine Tür zum Mitgefühl für sich selbst geöffnet. Durch den geschaffenen Raum entsteht gleichzeitig Platz für alles, was für eine Heilung benötigt wird. Alles bekommt seinen Platz, alles hat ein Recht zu existieren, alle Gefühle, Sehnsüchte, inneren Bilder und Visionen dürfen sein. Er kann erfahren und erkunden, wie es ist, im Schmerz empfangen zu sein und anzukommen. Dies ist eine zutiefst menschliche Sehnsucht, die im Herzen entspringt und endet.

Das Wesen von Heilung

Eine Frau, die immer wieder unter starken Menstruationsbeschwerden litt, beklagte ihr Schicksal ständig aufs Neue. Als sie wieder einmal in Gegenwart einer bekannten Weisen klagte, sprach diese zu ihr: »Du machst dir selbst dein Schicksal.« Sie schaute die Weise missmutig an, weil sie sie nicht bemitleidete. »Aber ich bin doch wohl nicht verantwortlich dafür, als Frau geboren zu sein?« »Als Frau geboren zu sein ist nicht Schicksal. Das ist Bestimmung«, sagte die Weise, »Schicksal ist, wie du dein Frausein akzeptierst und was du daraus machst.« [4]

Wir verstehen das Wesen von Heilung als weiblich, da es in der Natur des Weiblichen liegt, bedingungslos zu empfangen. Das bedeutet, die Fähigkeit zu besitzen, Ereignisse zu nehmen, wie sie sind, und in ihrem Wesen zu empfangen, ohne sie verändern zu wollen. In dem Moment, in dem ein Mensch bedingungslos mit dem empfangen wird, was ist, kann er eine tiefe Erfahrung machen, die ihn unter anderem mit Qualitäten wie Liebe und Bedingungslosigkeit in Kontakt bringt. Denn bedingungslos empfangen zu werden ist wohl die tiefste menschliche Sehnsucht.

Eine besonders große Rolle in diesem Prozess spielt der Raum, welcher dem Menschen mit all seinen Empfindungen gegeben wird. Der Arzt, der Therapeut und letztlich auch der Patient selbst gestatten sich dabei, alles anzuschauen, was empfunden wird und was schmerzt. Dabei hilft eine empfängliche Haltung – sowohl von Seiten des Arztes als auch des Patienten –, Kontakt herzustellen zu dem, was ist. Für diese Erfahrung ist es wichtig, dass ein Gegenüber achtsam und vertrauensvoll präsent ist, ohne dass es bewertet. Es hilft und unterstützt darin, Getrenntes und Verletztes anzunehmen und einzugliedern. Es wird gesehen, was ausgeschlossen und abgetrennt wurde, weil es nicht willkommen war. Was nun also den wirklichen Mittelpunkt dieser Begegnungen ausmacht, ist dieses Zuteilwerden der menschlichen Urerfahrung von Empfangen-Sein.

Ist der Kontakt zur verdrängten, verbannten Empfindung wiederhergestellt, kann sie sich lösen, weil sie nun da sein darf. Sie wird gesehen, erkannt. Ein Schmerz, dieses Gefühl oder jene verdrängte Erfahrung kann geehrt werden. Dieses Gefühl soll nicht verändert werden, sondern gesehen und bejaht. Es ist dies ein Aspekt von kampfloser Integration, den jedes heilungssuchende Wesen aktivieren kann. Auf diese Weise wird es möglich, die Strategien des Verstandes zu erkennen, der innere Krieg kann erforscht und, wenn möglich, beendet werden. Die innere Spannung und die Weigerungen, Abwehrhaltungen oder Vermeidungsstrategien, die der Krankheit zugrunde liegen könnten, lassen sich so ins Bewusstsein heben. Eine bestimmte Art Richtung des Denkens wird losgelassen.

Wir sprechen daher über ein Heilsystem, das eine integrative Auffassung von Medizin hat. Die zuvor angesprochene »gute Medizin« und ihr Einsatz stellen ein erweitertes Hören und mitfühlendes Verstehen der körperlichen Mitteilung von Schmerz und Krankheit, ein Wieder-in-Fluss-Bringen von Zurückgehaltenem und die damit einhergehenden seelischen Nöte in den Mittelpunkt.

Wie es aussieht, wenn wir gesehen und empfangen werden, erzählt die folgende Geschichte:

DER BETRUNKENE UND DER WEISE

Terry Dobson war einer der ersten Amerikaner, der in Japan die Kampfkunst Aikido studierte. Eines Abends fuhr er vom Unterricht mit der Bahn nach Hause, als ein massiger, kampfeslüsterner und stark betrunkener Arbeiter einstieg. Der torkelnde Mann begann, die Fahrgäste zu beschimpfen. Er schlug nach einer Frau, die ein Baby auf dem

Arm trug, sodass sie an das Ende des Wagens flüchtete. Als der Betrunkene weiterhin nach einigen Fahrgästen schlug, wollte Terry eingreifen. Er erinnerte sich aber an die Ermahnung seines Lehrers, der gesagt hatte, dass Aikido in erster Linie die Kunst der Versöhnung und nicht nur die Kunst des Kampfes sei.

Terry ging langsam auf den Betrunkenen zu, während die übrigen Fahrgäste wie erstarrt auf ihren Sitzen saßen. Als der Betrunkene ihn sah, brüllte er: »Oh, ein Ausländer! Dir werd ich japanische Manieren beibringen!«, und ging mit geballten Fäusten auf Terry los. Doch in diesem Moment stieß jemand einen ohrenbetäubenden, merkwürdig fröhlichen Schrei aus: »Hei!«

Der Schrei klang so vergnügt, als habe jemand plötzlich einen lieben Freund entdeckt. Erstaunt drehte der Betrunkene sich um und erblickte ein kleines, altes japanisches Männlein, das in einem Kimono dasaß. Der Alte strahlte den Betrunkenen erfreut an und winkte ihn mit einer leichten Handbewegung und einem flotten »Komm her« zu sich.

Der Betrunkene ging wütend auf ihn zu und knurrte ihn an: »Wieso sollte ich mit dir reden, verdammt noch mal?« Terry stand unterdessen bereit, den Betrunkenen bei der geringsten gewalttätigen Bewegung niederzustrecken.

»Was hast du getrunken?«, fragte der alte Mann und strahlte ihn dabei an. »Ich hab Sake getrunken, und das geht dich einen Dreck an«, brüllte der Betrunkene.

»Oh, das ist wunderbar«, erwiderte der Alte freundlich. »Ich liebe auch Sake. Meine Frau und ich wärmen uns jeden Abend ein Fläschchen Sake auf und nehmen es mit in den Garten, wir setzen uns auf eine alte Holzbank ...«, und er erzählte weiter von seinem Dattelpflaumenbau und anderen Schätzen seines Gartens.

Das Gesicht des Betrunkenen wurde allmählich sanfter, während er dem alten Mann lauschte. »Ich liebe auch Dattelpflaumen ...«, sagte er, und seine Stimme verlor sich. »Ja«, sagte der alte Mann munter, »und du hast sicher auch eine wunderbare Frau.«

»Nein«, sagte der Arbeiter, »meine Frau ist gestorben ...«, und begann schluchzend die traurige Geschichte zu erzählen, wie er seine

Frau, sein Haus und seine Arbeit verloren hatte und dass er sich schäme.

In diesem Augenblick fuhr der Zug in den Bahnhof ein, wo Terry aussteigen musste, und während er zur Tür ging, hörte er noch, wie der alte Mann den Betrunkenen einlud, mit ihm zu kommen und ihm alles zu erzählen, und als er sich umdrehte, sah er noch, wie der Betrunkene sich auf dem Sitz ausstreckte, den Kopf auf dem Schoß des alten Mannes.[5]

Der intuitive Weg zur Heilung

Die Entdeckung des wahren Herzens ist die Entdeckung der Intuition. In dieser Entdeckung steckt der Anfang vom Ende der Unwissenheit. Der Grund dafür liegt darin, dass du mit der Entdeckung der Intuition anfängst zu erkennen, dass du die Antwort schon weißt. Du siehst, dass du tatsächlich die Fähigkeit hast, zu beurteilen, zu unterscheiden und zu wissen, was wahr ist. Mit der Entdeckung des wahren Herzens fängst du an, alle Autoritäten zu verabschieden und wahre Weisheit zu finden.[6]

Der Begriff Intuition hat seine sprachliche Wurzel im Lateinischen und bedeutet »Schau« oder Sehen. Intuition ist eine spontane Befähigung, umfassend sehen zu können. Wir verstehen eine intuitive »Wahr-Nehmung« als ein vollständiges und direktes Erfahren einer Wahrheit ohne gedankliche Reflexion. Etwas wird wahr-genommen, es wird als wahr angenommen und erkannt.

Den intuitiven Weg der Heilung zu gehen bedeutet, sich auf den Weg zur eigenen Quelle zu machen. Das meint einen dem Krankheitsgeschehen zugrunde liegenden Ursprung oder die Quelle der tiefsten Verletzung, die immer in die wahre, heile Quelle der überpersönlichen Unverletzlichkeit mündet. Der Ausgangspunkt des Weges ist man selbst beim bewussten Erleben des gegenwärtigen Augenblicks und bei der wachen Öffnung und Annahme für die eigene Geschichte.

Es bedeutet auch, zu lernen, sich für die eigene Intuition zu öffnen, sie wahrzunehmen und ihr zu folgen, ohne sie zu bezweifeln. Und es bedeutet, das zu tun, was genau in diesem Moment richtig erscheint und mit der eigenen, innersten Erkenntnis übereinstimmt.

Ganz gleich, ob Sie nun krank oder gesund sind – Sie können diesen Weg immer gehen. Solange Sie gesund sind, können Sie ihn vielleicht bereitwilliger und entspannter gehen, weil Sie gerade keine Not leiden. Viele Menschen machen sich allerdings erst in dem Moment auf den Weg zu sich selbst, wenn große Not herrscht. In meiner Praxis habe ich immer wieder gesehen, dass vielen Menschen bewusst wurde, dass sich ihre Krankheit nicht so lautstark hätte mitteilen müssen, wenn sie sorgsam und respektvoll sich selbst begegnet wären.

Eine wache, liebevolle und hingebungsvolle Haltung sich selbst gegenüber kann jeder Mensch entwickeln. Diese Liebe und Hingabe für sich selbst zu praktizieren ist sinnvoll und gut. Sie wird sich einerseits zu einer respektvollen Lebenshaltung entfalten können und stellt andererseits eine Art Prophylaxe dar. Damit ist eine Art Zuvorkommen einer Krankheit gemeint – so wie ein liebevoller Umgang mit sich selbst, bei dem man immer wieder auf die eigene Befindlichkeit und Balance achten darf. Und zwar immer wieder neu. So, als würde man sich zum ersten Mal um die eigene Befindlichkeit kümmern.

Im Laufe des Buches werden wir Ihnen dazu immer wieder kurze *Übungen* oder *Meditationen* anbieten, die Sie darin unterstützen können, Zugang zu Ihrer eigenen Intuition, zu Ihrem Herzen, zu Ihrem Körper zu finden, und zu dem Teil in Ihnen, der unverletzlich und auch unsterblich ist. Bevor wir mit der ersten Übung beginnen, möchten wir Sie jedoch auf einige hilfreiche Punkte aufmerksam machen: Einen Zugang zur eigenen Intuition wiederzuerlangen und die Stimme des Körpers zu verstehen wird uns wahrscheinlich erst durch wiederkehrendes Experimentieren gelingen. Wir dürfen nämlich nicht vergessen, dass wir unsere Intuition Jahrzehnte ignoriert und überhört haben. Daher bedarf es einigen Trainings, um diesen Kontakt wiederherzustellen. Die folgenden Hinweise werden Sie darin unterstützen, Ihre Erfahrungen machen zu können. Wir wünschen viel Freude dabei!

Üben Sie achtsam

Versuchen Sie, die Übungen mit der größtmöglichen Achtsamkeit durchzuführen. Versuchen Sie bei einer Übung bzw. Meditation, nur dies zu tun und nichts anderes! Je achtsamer Sie sind und je weniger Sie mit Ihren Gedanken abschweifen, desto mehr werden Sie sich Ihrer eigenen Gedanken- und Verhaltensmuster bewusst. Hierbei handelt es sich eigentlich um eine Anweisung aus dem Zenbuddhismus[7], denn durch achtsames Handeln ist der Geist, der immer rastlos von einem Gedanken zum nächsten springt, auf eine Sache konzentriert und kommt somit zur Ruhe.

Darüber hinaus hat die achtsame Durchführung der Übung auch etwas mit Selbstachtung zu tun. Wir beginnen, mehr auf uns, unsere Gedanken und unsere Verhaltensweisen zu achten. Achtsamer und liebevoller mit sich selbst umzugehen bedeutet natürlich auch, einen beträchtlichen Schritt in Richtung Heilung zu gehen.

Nehmen Sie sich Zeit

Sich Zeit für die Übungen zu nehmen ist bereits ein Schritt auf dem Weg zur eigenen Heilung. Wie gern geben wir Menschen, die uns wichtig sind, all unsere Zeit. Wir verwöhnen sie oder arbeiten uns für sie auf. Aber viel zu selten schenken wir uns selbst Zeit! Ihr Körper wird es Ihnen danken, wenn Sie sich mehr um ihn und um die eigene Entspannung kümmern.

Nehmen Sie sich Raum

Machen Sie die Übungen in einem Raum, in dem Sie sich wohl fühlen. Je klarer er ist, desto besser wird es Ihnen bei der Durchführung der Übungen gehen. Die Klarheit eines Raumes spiegelt darüber hinaus auch die Klarheit der Gedanken wieder.

Eine Kerze oder eine Blume in der Nähe Ihres Übungsplatzes wird Ihr Herz berühren. Durch solche kleinen Aufmerksamkeiten verwöhnen Sie sich ebenfalls.

Schaffen Sie sich Raum auch dadurch, indem Sie ungestört bleiben können. Stellen Sie das Telefon ab, bitten Sie Ihre Familie darum, Sie in Ruhe üben zu lassen.

Üben Sie mit Herz & Humor

Gehen Sie mit Herz und Humor an die Übungen. Lachen Sie über sich selbst, wenn die Resultate der Übungen nicht sofort so zünden, wie Sie das erwartet haben. Den Weg zur eigenen Intuition finden wir am schnellsten über das Herz und mit einer gehörigen Portion Humor.

Üben Sie geduldig

Die Intuition möchte wachsen. Zum Wachsen brauchen wir Geduld. Eine schwangere Frau oder ein Gärtner muss sich geduldig auf den Prozess des Wachsens einlassen. Ein Baum, das Getreide oder die schönste Rose gedeiht nicht besser, wenn wir voller Ungeduld daran zerren, damit das Wachstum voranschreitet.

Keimt in unserem Herzen der aufrichtige Wunsch, sich dem Wachstum der Intuition und dem Erkennen der Wahrheit zu widmen, bitten wir um die Geduld und Gelassenheit, dies geschehen zu lassen. Wir können warten und voller Freude zusehen, wie die Blüte der Intuition wächst und gedeiht, wenn wir sie liebevoll nähren. Sie kann nur aus der Kraft einer hingebungsvollen Geduld in ihrer ganzen Schönheit erblühen.

Das Geheimnis, tatsächlich zu bewirken,
daß in eurem Leben etwas funktioniert,
besteht vor allen Dingen
in dem tiefen Verlangen,
das Funktionieren zu bewirken:

dann in dem Glauben und der Überzeugung,
daß es funktionieren kann:

dann darin, dieses deutliche, fest umrissene
Vorstellungsfeld in eurem Bewußtsein zu halten und zuzusehen,
daß es sich Stück für Stück herausarbeitet,
ohne dabei den leisesten Gedanken
des Zweifels oder der Ungewißheit
aufkommen zu lassen.

EILEEN CADDY[8]

Zugang zur eigenen Intuition finden

Die Intuition ist einfach und offen, sie sucht nicht nach etwas
Bestimmtem, sondern schaut einfach nur – es ist eine Sichtweise. Intuition schaut nie nach dem Wie und Warum. Sie
akzeptiert einfach. Sie ist ein tiefes Akzeptieren, totales Akzeptieren.
Intuition ist in der Hand des überbewussten Universums – dieses Bewusstseins, das unser gesamtes Universum durchdringt,
des ozeanischen Bewusstseins, in dem wir nur kleine Inseln
sind. Oder besser: Eisberge, denn wir können uns darin auflösen und mit ihnen schmelzen.

OSHO

Vielleicht können Sie im Moment noch nicht viel mit der Bedeutung von Intuition anfangen. Bekannt ist Ihnen aber bestimmt
dieses *undefinierbare Gefühl*. Etwas, was Ihnen in bestimmten

Situationen auf unerklärliche Weise ein Gefühl der Unruhe vermittelt hat, wobei Sie in jenem Moment gar nicht genau wussten, warum. Oder vielleicht handelten Sie sehr spontan und blieben dabei beispielsweise an einer grünen Ampel aus unerklärlichem Grund stehen, und erst, als ein Laster mit hoher Geschwindigkeit in die Kreuzung raste, wussten Sie bewusst, warum.

In solchen Momenten handeln wir wider unseren Verstand. Wir *wissen* auf einmal sehr genau, wie wir zu handeln haben. Dies ist kein angelerntes, angelesenes Wissen. Es ist auch kein Wissen, welches wir uns durch Erfahrung angeeignet haben. Es ist ein Wissen, das einfach da ist. Es ist dieses gewisse Etwas, das in uns allen latent vorhanden ist, aber leider viel zu selten bewusst wahrgenommen und somit auch leider viel zu selten genutzt wird.

Intuition ist unser innerer Lebenskompass, der uns überall und zu jeder Zeit auf unsere besten Möglichkeiten aufmerksam macht – wenn wir zuhören, versteht sich. So kann Ihre Intuition Sie zum Beispiel an einen Ort führen, an dem Sie schon jahrelang nicht mehr waren, um dort vielleicht einem unbekannten Menschen zu begegnen, der dann für den Rest Ihres Lebens eine wichtige Rolle spielen wird.

Wie bereits erwähnt, ist Intuition etwas, was trainiert werden muss. So wie ein Muskel, der über einen langen Zeitraum nicht beansprucht wurde. Alles, was wir nicht gebrauchen, verkümmert. Vielleicht haben Sie Ihre Intuition jahrzehntelang als Täuschung deklariert. Darum muss auch erst wieder Vertrauen in unsere Intuition entstehen, bevor wir uns vollkommen auf sie verlassen werden. Seien Sie also bitte nicht frustriert, wenn das, was Sie sich wünschen, nicht sofort beim ersten Mal klappt.

Darum ist es wichtig, »dranzubleiben« und so viele Übungen wie möglich auch wirklich zu machen. Bewährt hat sich, wenn Sie sich selbst gegenüber einen kleinen Vertrag abschließen und sich am Ende für Ihr Durchhalten mit einem kleinen Geschenk belohnen.

V E R T R A G

Hiermit verpflichte ich _____ mich, mich
über einen Zeitraum von _____ (Wochen/
Monaten) um das Training meiner intuitiven und bewussten
Wahrnehmung von mir selbst und allem, was mir begegnet, zu kümmern.
Ich mache die Übungen _____ mal (täglich, wöchentlich,
monatlich).
Ich werde auch das Intuitions-Tagebuch über diesen Zeitraum schreiben.
Ich verspreche mir, während des gesamten Trainings und
darüber hinaus liebevoll mit mir umzugehen, auch wenn mir
nicht jede Übung sofort gelingt.

_____   _____
(Unterschrift)   (Datum)

Kaufen Sie sich ein schönes, ansprechendes Tagebuch, das Sie
ausschließlich für Ihre Intuition verwenden. Schreiben Sie dort
alles auf, was Ihnen zu Ihrer eigenen Intuition einfällt und *zufäl-
lig* begegnet. Sammeln Sie dort das Resultat Ihrer Meditationen
und Übungen – beispielsweise Sprüche und kleine Geschichten
zu diesem Thema. Dann werden Sie bestimmt sehr schnell im
Laufe der Zeit auch einen offensichtlichen Fortschritt erkennen.

Das Intuitions-Training

»Puh«, machte Tinji. »Ich hatte gleich so ein dummes Gefühl. Aber ich wusste nicht, dass es so wichtig war.« »Dumme Gefühle sind immer wichtig«, sagte Amixipi.[9]

Jeder Mensch kennt wohl dieses seltsame Gefühl. Diese innere Stimme, die uns sagt, dass wir etwas tun oder aber sein lassen sollten. Doch nur allzu leicht übergehen wir dieses Gefühl, das für den Verstand undefinierbar ist. Der Verstand ist sowohl mit Gefühlen als auch mit anderen Wahrnehmungen außerhalb gedanklicher Reflexionen überfordert. Können Sie sich an Eingebungen oder deutliche Mitteilungen der inneren Stimme erinnern, die Ihr Verstand als Täuschung abgetan hat?

Zu Beginn des Intuitions-Training möchten wir Sie bitten, Ihr Leben einmal in Ruhe vor Ihrem inneren Auge passieren zu lassen und sich die Momente vor Augen zu halten, in denen Sie dieses »dumme Gefühl« hatten oder in denen die innere Stimme zu Ihnen sprach.

Beginnen Sie Ihr Intuitions-Training[10] mit der Beantwortung der folgenden Fragen:

- Können Sie sich an Situationen erinnern, in denen Sie Ihrer Intuition, Ihrer inneren Stimme gefolgt sind und die Sie möglicherweise im Nachhinein als besondere Fügung betrachten?
- Gab es eine Situation, in der sich Ihre Intuition zwar gemeldet hat, Sie ihr aber nicht gefolgt sind?

Lassen Sie sich Zeit für die Antworten. Setzen Sie sich zunächst einmal ganz entspannt hin. Schließen Sie dann die Augen und versuchen Sie, sich so detailliert wie möglich an die entsprechenden Momente zu erinnern.

- Was ging dieser Situation voraus?

- Welches Gefühl hatten Sie?
- Wodurch zeichnete es sich besonders aus?
- Gab es für Sie Anzeichen, diesem Gefühl zu folgen?
- Hat sich in dieser Situation Ihre Intuition körperlich bemerkbar gemacht? Wenn ja, wie?
- Wie haben Sie sich in der Situation selbst gefühlt?
- Und wie danach?

Je genauer Sie ein solches Erlebnis rekonstruieren können, desto leichter wird es Ihnen fallen, wieder Kontakt zu Ihrer Intuition aufzunehmen. Schreiben Sie alles auf, was Ihnen dazu einfällt. Suchen Sie nicht lange nach besonders gut klingenden oder logischen Erklärungen, sondern notieren Sie einfach, was Ihnen spontan dazu einfällt.

Sie sollten dieses Tagebuch auch während des gesamten Intuitions-Trainings führen. Stecken Sie sich vor Beginn des Trainings einen für Sie realistischen Zeitrahmen, in dem Sie die Übungen täglich machen und Ihre Ergebnisse in Ihr Tagebuch schreiben. Dies wird Ihnen im Alltag sehr dabei helfen, Ihre Aufmerksamkeit auf Ihre Intuition zu lenken. Auch wenn es Ihnen vielleicht zwischendurch lästig vorkommt – aber das Training wird Sie darin unterstützen, Ihre innere Stimme überhaupt zu erkennen. Und am Ende werden Sie mit einem wachsenden Gefühl für Ihre Intuition belohnt!

Für die Aufzeichnungen eignet sich besonders gut der Abend, um den vergangenen Tag noch einmal Revue passieren zu lassen.

Den Tag Revue passieren lassen

Setzen Sie sich für 15 Minuten oder eine halbe Stunde an einen ungestörten Ort. Schließen Sie die Augen und lassen Sie nun den ganzen vergangenen Tag noch einmal vor Ihrem inneren Auge Revue passieren. Sind Sie gewohnheitsmäßig aus dem Bett gesprungen, haben Sie automatisch einen Kaffee gekocht und ein Brot gegessen, mit den Gedanken schon im Büro?

Wie ging es Ihnen später dort oder im Geschäft, bei Verhandlungen bzw. Besprechungen? Gab es Entscheidungen, die Sie aus dem Bauch heraus getroffen haben? Oder haben Sie alles gründlich durchdacht? Falls Sie als Mutter zu Hause waren: Wie sind Sie mit Ihren Kindern umgegangen? Haben Sie vor allem darauf geachtet, was man nicht tut, oder sind Sie bei den Verboten nach Ihrem Gefühl gegangen?

Wenn Sie den Tag ganz bewusst noch einmal an sich vorbeiziehen lassen, werden Sie erkennen, wie vieles von dem, was wir tun, gewohnheitsmäßig abläuft.

Aber: Das können Sie ändern und Ihre Intuition kann trainiert werden. Sie brauchen dafür auch nicht Ihr gesamtes Leben auf den Kopf zu stellen. Es reicht schon aus, wenn Sie einige der hier aufgeführten Übungen in Ihren Alltag integrieren.

Hab keine Angst,
dich ins Unbekannte hinein
zu bewegen.
Schreite forsch und furchtlos aus,
im Bewusstsein,
dass ich bei dir bin.
Daher kann dir kein Leid widerfahren.
Alles steht zum Besten.

Tu dies in rückhaltslosem Glauben
und Vertrauen.
EILEEN CADDY

Intuition im Alltag erfahren

Unser Alltag bietet ein breites Spektrum an Übungsmöglichkeiten, Zugang zu Ihrer eigenen Intuition zu finden. Im Folgenden möchten wir Ihnen einige Möglichkeiten aufzeigen, bei denen Sie üben können.

Intuitive Ernährung

Beginnen Sie mit der folgenden Übung ruhig direkt beim Frühstück. Bevor Sie gewohnheitsgemäß und vielleicht noch ein wenig verschlafen den Kaffee aufgießen, horchen Sie einen kleinen Augenblick in sich hinein: Möchte Ihr Körper heute Morgen wirklich Kaffee? Oder ist es die Macht der Gewohnheit? Gehen Sie doch einmal zu Ihrem Teeregal und schauen Sie die einzelnen Teesorten durch. Wie reagiert Ihr Körper? Vielleicht haben Sie im Moment eine sehr stressige Situation und er sehnt sich eigentlich nach einer Tasse Pfefferminztee. Welches Bedürfnis meldet sich ganz spontan und zuerst? Lassen Sie sich dann aber bitte auch einen Moment Zeit, um zu überprüfen, ob es Ihre Gewohnheit war, die geantwortet hat, oder Ihre Intuition. Wenn Sie zum Beispiel sagen: »Schön, ich trinke schwarzen Tee, weil er mich wach macht«, handeln Sie nach Gewohnheit. Entsteht das Bedürfnis aus dem Bauch heraus, dann ist es eher die Intuition. Auch ein nicht mit dem Verstand zu begründendes Gefühl bzw. Bedürfnis kann ein Zeichen Ihrer Intuition sein.

Intuitive Vorahnung

Das Telefon-Spiel:
Wer ist an der anderen Leitung?

Wenn das nächste Mal Ihr Telefon klingelt, warten Sie mal einen Moment, bevor Sie rangehen. Können Sie (sofern die Nummer nicht auf einem Display erscheint) intuitiv erraten, wer am anderen Ende der Leitung ist? Atmen Sie ruhig ein bis zwei Mal tief ein und aus, bevor Sie zum Hörer greifen. Welche Person taucht spontan vor Ihrem inneren Auge auf? Sehen Sie für den Bruchteil einer Sekunde ein Bild? Oder haben Sie eher ein Gefühl? Oder vielleicht einen Gedanken?

Ist jemand da?

Umgekehrt können Sie auf Ihre Intuition auch achten, wenn Sie jemanden anrufen. Stehen Sie dazu aufrecht, beide Fußsohlen berühren den Boden. Atmen Sie dann noch zwei oder drei Mal tief in den Bauch ein. Stellen Sie sicher, dass Sie diese Übung auch wirklich mit ungeteilter Achtsamkeit machen. Wenn Sie das Gefühl haben, bei der Übung präsent zu sein, horchen Sie in sich hinein: Ist sofort jemand am Telefon? Ist besetzt? Oder läuft der Anrufbeantworter?

Auch hier gilt: Seien Sie bitte nicht frustriert, wenn Sie nicht sofort eine hundertprozentige Trefferquote erzielen.

Der Stadtbummel

Nehmen Sie sich einen Nachmittag Zeit, um ganz gemütlich und der inneren Stimme folgend einen Stadtbummel zu machen. Gehen Sie einfach nur nach Ihrem Gefühl: Wo zieht es Sie hin? Vielleicht in ein Café. Vielleicht haben Sie das Gefühl, dort eine Person zu treffen. Kennen Sie diese Person? Oder kann es sein, dass ein Unbekannter Sie intuitiv dorthin zieht? Wenn Sie an dem Café angelangt sind, warten Sie bitte noch einen Moment, bevor Sie hineingehen. Ist diese Person schon da? Wie fühlt es sich an? Leer? Voll? Schließen Sie einen Moment die Augen und spüren Sie diesbezüglich in sich hinein.

Und bitte: Seien Sie nicht enttäuscht, wenn Sie intuitiv zu einem Café gefahren sind, sich dort aber herausstellt, dass es Ihnen nicht gefällt. Und seien Sie auch nicht enttäuscht, wenn Ihnen dort niemand begegnet. Denken Sie daran, dass Intuition trainiert werden muss! Um es nochmals zu betonen: Resignieren Sie nicht beim ersten Mal, sondern probieren Sie es ein zweites Mal aus. Wir sind es in unserer Konsumgesellschaft nämlich gewohnt, immer alles auf der Stelle zu bekommen. Ist dies nicht der Fall, werden wir leider nur zu schnell ungeduldig. Wir realisieren oftmals gar nicht mehr, dass viele Dinge ganz organisch und langsam passieren.

Voll oder leer – Der Briefkasten

Der Briefkasten stellt ähnlich wie das Telefon ein gutes Übungsfeld für die Intuition dar: Spüren Sie kurz in sich hinein, bevor Sie den Briefkasten öffnen. Wie fühlt er sich an? Ist er leer oder voll? Ein Brief, zwei oder drei Briefe? Diese Übung können Sie gut täglich machen. Wenn Sie im Laufe der Zeit ein Gespür dafür bekommen haben, können Sie diese Übung auch noch ein wenig verfeinern: Warten schreckliche Nachrichten in dem Briefkasten auf Sie oder finden Sie dort eine witzige Urlaubskarte oder vielleicht sogar eine Einladung zu einer Fete vor?

Notieren Sie in Ihrem Trainingstagebuch, wie es Ihnen mit dieser Übung geht. Wenn Sie mit Ihrer Intuition richtig gelegen haben – wie genau hat sich das angefühlt? Waren es Bilder, die in Ihnen aufgetaucht sind, oder eher ein Gefühl?

Briefe, von denen Sie wussten, dass sie an Sie geschickt wurden, zählen verständlicherweise nicht dazu!

Sie sehen, dass Ihnen der Alltag vielerlei Möglichkeiten bietet, um mit Ihrer Intuition in Kontakt zu kommen. Seien Sie neugierig. Sie können neben den hier angebotenen Intuitions-Trainingsspielen natürlich auch Ihre eigenen Spiele entwickeln!

Intuition hat mit Kreativität zu tun. Beobachten Sie deshalb auch einmal neugierig, was Ihnen hier zu diesen Übungen spontan in den Sinn kommt. Vielleicht fällt Ihnen aus dem Bauch heraus die ein oder andere selbst kreierte Übung ein. Probieren Sie es aus!

Intuition hat auch etwas damit zu tun, sich für das Unvorhersehbare zu öffnen. Das bedeutet, neugierig und mutig zu sein, alte Strukturen und alte Wege zu verlassen.

Vielleicht wird Ihnen bei diesem Gedanken ein wenig bange. Aber bitte vergessen Sie nicht, dass mit dem Loslassen auch gleichzeitig etwas Neues beginnen kann. Zum Beispiel die Möglichkeit, durch Intuition gesund zu werden.

TEIL 2

Die Welt der Wahrnehmung

»Schon bald umwölkt sich
das klare Auge des Kindes
mit Ideen und Meinungen, Vorstellungen und Abstraktionen.
Einfaches freies »Sein« verkrustet
unter der Last der Rüstung des Ego.
Erst Jahre später meldet sich ein Instinkt,
dass ein vitales Gefühl für das Geheimnisvolle entzogen ist.
Die Sonne blinzelt durch die Bäume
und das Herz wird durchdrungen
von Schönheit und seltsamem Schmerz,
gleich einer Erinnerung an das Paradies.
Von diesem Tag an werden wir Suchende.«

PETER MATTIESSEN[11]

Wenige Wochen nach der Geburt tritt das neugeborene Baby aus dem Zustand des All-Eins-Seins heraus. Unter diesem Seinszustand verstehen wir die Einheit mit dem gesamten Kosmos, das so genannte kosmische Einheitsbewusstsein. Solange es noch nicht differenziert sehen und sprechen kann, besitzt das Neugeborene noch kein Gefühl von Identität. Es erfährt sich in erster Linie als Einheit mit der Mutter, die für das Kind alles, seine ganze Welt ist.

Während das Baby zum Kleinkind heranwächst, entwickelt es Gefühle und lernt, wie es agieren muss, damit seine Umwelt ihm Aufmerksamkeit und Liebe schenkt. Um sich im Leben zurechtzufinden, ist das Kind damit beschäftigt, sich ein Bild von der Welt zu machen. Als Orientierungshilfe verwendet es zunächst nur seine Sinne.

Unseren gehirnphysiologischen Grundlagen zufolge dienen die ersten Lebensjahre eines Menschen der Evolution eines natürlichen Verständnisses für Lebenszusammenhänge und einer gesunden Intuition. Dies heißt, dass sich für eine gesunde Entwicklung zuerst die Fähigkeiten der intuitiven, das heißt, den vernetzten Vorgängen gewidmeten Hirnhälfte ausbilden müssen. Erst in einer späteren Phase wird die rationale Vernunft zur wesentlichen Orientierungshilfe.

Wenn ein Kind aber zu frühzeitig dazu veranlasst wird, die Welt aus der Sicht der Erwachsenen zu begreifen, also die Welt mit dem Verstand zu erfassen, dann wird die Möglichkeit von empathischer und vernetzter Wahrnehmung weitgehend zurückgedrängt. Wie oft kann man in unserer westlichen Gesellschaft beobachten, dass Kinder kaum noch wirklich spielen, Eltern aber stolz sind, wenn sie ihre Sprösslinge im fünften Lebensjahr einschulen, weil sie bereits schreiben und rechnen können!

In der unbewussten Vorstellung, dem Kind eine Orientierungshilfe an die Hand geben zu können, veranlassen Eltern das Kleine dazu, sich viel zu früh über den Verstand ein Bild von sich als Identität, als *Ich* und somit eine vom Ganzen getrennte Person zu entwickeln. Das bedeutet, dass das Kind also sehr bald die Kriterien des Verstandes übernimmt. Es übt und lernt vor allem, zu denken und sich zu erinnern.

Wann immer eine neue Erfahrung über die Sinneswahrnehmung eindringt, wird diese mit einer gespeicherten Erfahrung, einer Erinnerung verglichen. Diese Fähigkeit nennt man Denkvermögen. Gelangt der Mensch durch Gedankengänge zu einer Einsicht, nennt man dies in der Philosophie Vernunft oder auch Ratio. Sie spiegelt die Fähigkeit zur Bildung von Ideen wider. Die geistige Fähigkeit des Menschen besteht darin, alle Einzelerfahrungen zum Gesamtbild eines Ereignisses oder der Welt zusammenzusetzen.

Hat das Kind die Fähigkeit des rationalen Verstehens in sich wachgerufen, kann es auf eine gewisse Möglichkeit der Urteilsbildung zurückgreifen. Dies bedeutet für das Kind eine große Selbstständigkeit. Da die Fähigkeit zu autonomem Denken in unserer Kultur eine höhere Wertschätzung genießt als vernetztes, beziehungsorientiertes Verstehen, werden die meisten Eltern darauf achten, ihre Kinder sehr früh zu dieser Art von Autonomie zu ermuntern. Wird sie bei kleinen Kindern jedoch zu früh trainiert, hat dies einen tief greifenden Einfluss auf die Gesamtentwicklung des menschlichen Wesens.

Je mehr das ursprünglich vernetzte Einheitsempfinden verblasst, desto mehr wird das Kind seine Ideen und sein Bild von sich selbst und der Welt für die Wahrheit halten. Was immer es dann erfährt, wie immer der Verstand das Erfahrene und die Welt beurteilt, wird für real gehalten. Das Kind hält den Verstand für sich selbst. Der Verstand wird also zur Identität und das Kind »verwechselt« die Erfahrungen und die Urteile des Verstandes mit dem wahren Sein. Als eine sich allmählich isolierende »Person« glaubt es in der umgebenden Welt an die Echtheit seiner Erfahrung, da sie ihm von den Erwachsenen so vorgelebt wird.

All dies ist in unserer stark verstandesbetonten Gesellschaft ein normaler und menschlicher Vorgang, den wir für unsere Orientierung in der Welt akzeptiert haben und kaum hinterfragen. Die

Verwechslung von Identifikation und Wirklichkeit wird in der folgenden Geschichte veranschaulicht:

Es war einmal ein Kuhhirtenjunge, der trieb seine Kühe jeden Morgen auf die Weide und brachte sie am Ende des Tages wieder zurück in den Kuhstall. Eines Abends, als er die Kühe für die Nacht festband, stellte der Junge fest, dass eine der Kühe kein Seil hatte. Er fürchtete, sie könnte fortlaufen, aber es war zu spät, um ein neues Seil kaufen zu gehen. Der Junge wusste nicht, was er tun sollte, also ging er zu einem weisen Mann, der in der Nähe wohnte, und bat ihn um Rat. Der weise Mann empfahl dem Jungen, so zu tun, als binde er die Kuh an, und darauf zu achten, dass die Kuh es auch sah. Der Junge tat, was der weise Mann ihm gesagt hatte, und tat so, als ob er die Kuh anbinden würde.

Am nächsten Morgen entdeckte der Junge, dass die Kuh die ganze Nacht dageblieben war. Wie gewöhnlich band er alle Kühe los, und alle gingen hinaus. Er wollte gerade auf die Weide gehen, als er bemerkte, dass die Kuh mit dem fehlenden Seil noch im Stall stand. Sie stand auf demselben Fleck, auf dem sie die ganze Nacht gestanden hatte. Er versuchte, sie dazu zu bewegen, sich der Herde anzuschließen, aber sie rührte sich nicht von der Stelle. Der Junge war verblüfft. Er ging wieder zu dem weisen Mann, und der sagte: »Die Kuh denkt, sie ist immer noch festgebunden. Geh zurück und tue so, als ob du sie losbinden würdest.« Der Junge tat, was er geheißen worden war, und die Kuh verließ vergnügt den Stall.[12]

Da wir alle aus dem ursprünglichen Einheitserleben gekommen sind, bleiben in uns auch der Wunsch und die Sehnsucht nach Einheitserfahrung erhalten. Was auch immer die Realität eines Menschen sein mag, in Wirklichkeit bleibt er stets mit dem großen Ganzen verbunden, auch wenn ihm das häufig nicht mehr bewusst ist. Und um diese Sehnsucht nach Ganzheit wenigstens scheinbar zu stillen, entwickeln wir wie durch einen Automatismus die »innere Überzeugung«, absolut identisch mit dem zu sein, was wir erleben.

Je mehr sich im Laufe der Zeit Erfahrungen mittels Beurteilung durch den Verstand zu einer Identifikation verfestigen, desto mehr gewinnen sie für den Menschen, der sie erlebt, an Bedeutung. Unabhängig davon, ob wir solche Erfahrungen positiv oder negativ bewerten, üben sie eine erhebliche Kraft auf die Entstehung eines Gefühls von Zugehörigkeit und Selbstwert aus. Auf diesem Wege glaubt der Mensch, mehr Beachtung für sich selbst und mehr Aufmerksamkeit von anderen zu erlangen. Identifikationen können also starke Emotionen auslösen und das Gefühl vermitteln, (etwas) zu sein. Die Entstehung einer Identifikation steht immer mit der Geschichte eines Menschen in Verbindung.

Die verschiedenen Identifikationsmöglichkeiten

Es gibt zahlreiche Identifikationsmöglichkeiten: den Namen, den Körper, das Gefühl, den Status, den Besitz, die Familie, die Arbeit, eine Gemeinschaft, die Sache, das Land, Gott, ein Opfer in einer Zeitungsstory, den Popstar usw. Wahrscheinlich sind es so viele, wie es Menschen auf dieser Welt gibt. Ist eine Identifikation erst einmal zustande gekommen, wird ihr je nach Selbstwert und -bewusstsein des Erlebenden mehr oder weniger große Aufmerksamkeit geschenkt.

Einer der bekanntesten Samuraikämpfer Japans ging zu einem ebenso bekannten Zenmeister und wollte von ihm den Unterschied zwischen Himmel und Hölle wissen. Der Samurai verbeugte sich mehrmals, um seine tiefe Verehrung vor dem Status des Zenpriesters zum Ausdruck zu bringen. »Könnten Sie mir bitte die Ehre erweisen, mir den Unterschied zwischen Himmel und Hölle zu erklären?«, fragte der Samuraikämpfer und verbeugte sich noch ein weiteres Mal. Doch der Zenmeister betrachtete ihn verächtlich und sagte: »Du bist nichts als ein Flegel. Mit so etwas Dahergelaufenem wie dir vergeude ich nicht meine Zeit!« In seiner Ehre getroffen, wurde der Samurai rasend vor Wut. Er zog sein Schwert aus der Scheide und schrie. »Für deine Frechheit sollst du sterben!«

»Das ist die Hölle«, gab der Priester gelassen zurück.

Verblüfft über die Erkenntnis dessen, was der Priester über die Wut gesagt hatte, beruhigte sich der Samurai, steckte das Schwert in die Scheide und dankte dem Zenmeister mit einer Verbeugung, der Demut, die aus seinem tiefsten Innern kam.

»Und das«, sagte der Meister, »ist der Himmel.«

Ist das Selbstbewusstsein eines Menschen gering, wird die Identifikation erheblich an psychologischer Macht gewinnen. Das heißt, je schwächer das Ich eines Menschen ist, desto emotionaler wird er auf die Identifikation (zum Beispiel die Identifikation mit einem Namen oder einem Status) reagieren. Denn die Bedrohung eines Identifikationsobjektes wird meistens auch gleichzeitig als eine Bedrohung des *Ichs* erlebt.

Im Folgenden werden die häufigsten Identifikationsmöglichkeiten aufgeführt. Uns ist es bewusst, dass es sich dabei nur um eine kleine Auswahl handelt. Wir beschränken uns deshalb nur auf diejenigen, die uns im Zusammenhang mit Krankheit und Gesundheit wichtig erscheinen.

Identifikation mit dem Körper

Der Mensch hat einen Körper, aber er ist nicht dieser Körper. Es gibt Menschen, die vollständig mit ihrem Körper identifiziert sind. Sie nehmen sich selbst und ihre Bedürfnisse meist nur durch ihn wahr. Je nach Identifikation reagiert ein Mensch auf Körperprozesse wie Krankheit, Alterung und Tod eher stark oder schwach. Hat er zum Beispiel seinen Selbstwert aus einem vitalen, gesunden Körper bezogen, wird dieser Mensch Krankheit und Alter sehr wahrscheinlich nur schwer, vielleicht aber auch gar nicht akzeptieren können. Er wird versuchen, Krankheiten zu ignorieren oder auf aggressive Weise mit Tabletten oder Operationen zu bekämpfen. Dieser Mensch glaubt wahrscheinlich, dass seine gesamte Existenz mit seinem physischem Tod enden wird. Ist sich ein Mensch hingegen bewusst, dass der Körper eine vorübergehende Behausung seiner Seele ist, sieht er Krankheit und Tod wahrscheinlich eher als Teil seiner Existenz an. In einem solchen Fall wird es ihm möglich sein, Krankheit als einen Aspekt seines Lebens anzunehmen.

Viele Menschen nehmen ihren Körper nur begrenzt oder oftmals sogar nur im Falle einer Krankheit wahr. Sie haben den Kopf zu ihrer eigentlichen Behausung gemacht, was daran liegt, dass der Verstand in unserer Gesellschaft eine überragende Rolle spielt. Andere Menschen hassen ihren Körper, lehnen ihn ab und spalten sich ebenfalls davon ab. Das mag daran liegen, dass die Körper der meisten Menschen nicht mit dem des gesellschaftlichen Schönheitsideals übereinstimmen. Denn solch einen makellosen Körper besitzen nur wenige.

Trotz der Körper-Identifikation fehlt vielen ein Körper-Bewusstsein. Wir haben in unserer Kultur nämlich nicht gelernt, auf unseren Körper zu hören, seine Zeichen zu deuten. Viele Menschen verstehen die Sprache ihres Körpers nicht. Sie wissen nicht, was er ihnen sagen will, wenn er sich zum Beispiel in Form von Rückenschmerzen, einer Migräne oder Krebs meldet.

Identifikation mit Gefühlen

Es gibt Gefühlsmüll. Hergestellt wird er von den Denkfabriken. Er besteht aus vergangenen Schmerzen, die jetzt keinen Nutzen mehr haben. Er besteht aus Vorsichtsmaßnahmen, die einstmals wichtig waren, es jetzt aber nicht mehr sind. Der Krieger hat auch seine Erinnerungen, aber er kann das Nützliche von Nutzlosem trennen. Er wirft seinen Gefühlsmüll weg. Ein Gefährte meint: »Aber das gehört doch zu meiner Geschichte. Warum soll ich Gefühle aufgeben, die mein Leben geprägt haben?« Der Krieger lächelt, aber versucht nicht, etwas zu fühlen, was er nicht fühlt. Er ändert sich und möchte, daß seine Gefühle dies mit ihm tun.

PAULO COELHO

Identifikationen mit Gefühlen sind ebenfalls weit verbreitet. Sie sind für die meisten Individuen sogar die Triebfeder ihrer Handlungen. Dabei geht es darum, positive Gefühle wie Freude und Liebe anhaltend zu empfinden und negative Gefühle wie Angst, Traurigkeit oder Wut nicht zu spüren bzw. möglichst schnell wieder los werden zu wollen. Redewendungen wie »Ich bin traurig«

oder »Ich freue mich« zeigen, dass wir vollständig mit einem Gefühl identifiziert sein können.

Von allen Gefühlen überdeckt die Angst jede andere Wahrnehmung des Menschen und schwächt eine differenzierte Sichtweise.

Die Pest war auf dem Weg nach Damaskus und überholte in der Wüste die Karawane eines Häuptlings. »Wohin so schnell?«, fragte der Häuptling. »Nach Damaskus. Ich habe vor, tausend Leben zu nehmen.« Auf ihrem Rückweg von Damaskus kam die Pest wieder an der Karawane vorbei. Der Häuptling sagte: Fünfzigtausend Leben hast du dahingerafft, nicht tausend.« »Nein«, sagte die Pest, »ich nahm tausend. Es war die Angst, die die übrigen nahm.« [13]

Andere Menschen unterdrücken ihre Gefühle auf fanatische Weise, weil sie glauben, verletzt zu werden, wenn sie ein Gefühl zeigen. Dies bezieht sich besonders auf negative Gefühle. Unter ihnen liegt immer der Schmerz einer Verletzung, die wir irgendwann, meist in der Kindheit, erlebt haben und nicht verarbeiten konnten. Zorn, Ärger, Wut, Traurigkeit, Enttäuschung und Eifersucht – um nur einige Emotionen zu nennen – sind Färbungen von Gefühlen, die vom Charakter der Erfahrung sprechen.

Psychotherapeuten, Homöopathen und Familientherapeuten weisen darauf hin, dass durch respektlosen Umgang mit der menschlichen Gefühlswelt oftmals Emotionen auf krank machende Weise unterdrückt werden. Weint ein Mann in der Öffentlichkeit, gilt er als schwach. Zeigt eine Frau ein Gefühl der Wut, gilt sie als unbeherrscht. Hauptsache »cool sein«, keine Emotionen zeigen, Verletzlichkeit verbergen, Unempfindlichkeit mimen.

Wie offen ein Mensch seine Gefühle zeigt, hängt stark damit zusammen, wie seine Familie bzw. Erziehungsberechtigten mit Gefühlen umgegangen sind und wie sie bewertet wurden. War ein Kind beispielsweise wütend, durfte dies aber in der Regel nicht zeigen, dann wird es später versuchen, Wut generell zu unterdrücken, und wird sie unbewusst gegen sich selbst richten. Die Folge kann eine Krankheit sein.

Gefühle neutral zu betrachten fällt uns aufgrund der vollkommenen Identifikation sehr schwer. Die Weisheitslehrerin Gangaji empfiehlt, Gefühle wie wechselnde Wetterlagen anzunehmen. Sie sind Phänomene, die kommen und gehen. So wie Wolken am Himmel. Je mehr Bedeutung wir ihnen jedoch geben, desto mehr werden wir von ihnen besetzt. Auch Eckhart Tolle, Autor des Buches *Jetzt*, nennt Emotionen ganz normale menschliche Bewegungen, die einfach sind, was sie sind: ein Fließen von Empfindungen – einmal heftig, einmal sanft und süß oder aufgeregt, befreiend, beengend. Schwierig wird es nur, wenn wir ihnen zu große Bedeutung geben. Dies vollzieht sich immer dann, wenn wir die Inhalte unserer Gefühle für die Wirklichkeit halten oder glauben, sie seien ein Hinweis oder eine Bestätigung für die Tiefe von Erfahrung.

Identifikation mit dem Verstand

Als intelligent wird ein Mensch bezeichnet, der in der Lage ist, möglichst viele Informationen anzusammeln, zu vergleichen und analysieren zu können und mit diesen Informationen möglichst logisch und rational auf Situationen und Menschen zu reagieren.

Die rationale Betrachtungsweise der Welt, die bereits im Bildungssystem stark gefördert wird, spielt auch im späteren Berufsleben eine zentrale Rolle. Je intelligenter man ist, desto größer sind die Aufstiegs- und Erfolgschancen in der Wirtschaft und in der Welt. Die Fähigkeiten, interdependent, emotional und intuitiv zu denken, werden dabei allerdings noch nicht berücksichtigt. Erst in den letzten Jahren wird in einzelnen Unternehmen darauf geachtet, dass eine Führungskraft außer ihrem Intelligenzquotienten auch andere Fähigkeiten wie emotionale Intelligenz[14] mitbringt. Dass der logische Verstand nur *eine* Art der Intelligenz ist, die uns innewohnt, bleibt in unserer Kultur immer noch relativ unbeachtet.

Ich glaube, was ich denke zu sein

Das Ich ist der komplexe Faktor,
auf den alle Bewußtseinsinhalte Bezug nehmen.
Es stellt sozusagen das Zentrum des Bewußtseinsfeldes dar;
und insofern, als es die empirische Persönlichkeit mit
  einschließt,
ist das Ich das Subjekt aller persönlichen Bewußtseinsakte ...
das Ich ruht einerseits auf der Gesamtheit des
  Bewußtseinsfeldes
und andererseits auf der Gesamtsumme unbewußter Inhalte.

C.G. JUNG

Die subjektive Welt der Wahrnehmung wird maßgeblich durch unser *Ich*[15] bestimmt. Die Identifikation mit dem *Ich* kann mit vielen anderen Identifikationen zusammenhängen, wie zum Beispiel mit der des Körpers, des Verstandes und der Herkunft.

Menschen mit einem stark ausgeprägten *Ich* haben in der Regel ein großes Ego. Sie begegnen anderen Menschen gegenüber rücksichtslos und sind auch nicht daran interessiert, welche Folgen das eigene Handeln für andere Menschen hat. Im Normalfall hält man sein *Ich*, welches aus der Geschichte und den Gedanken konstruiert ist, fälschlicherweise für das Selbst. Man glaubt, dass es das ganze Leben lang unverändert wie ein statisches Selbstbild bleibt. Dass ein Individuum, welches seine Identität aus einem *Ich* bezieht, in Wirklichkeit ein Bewusstseinsfeld oder Bewusstseinsstrom ist, mag für viele Menschen schwer vorstellbar sein.

Durch die Ich-Identifikation kommt es zu einer starken Trennung zwischen uns und anderen. Ich – das Subjekt einer Erfahrung – sehe einen anderen Menschen als das von mir getrennte Objekt. Das wahrgenommene Objekt scheint nicht dasselbe zu sein wie ich. Ein Subjekt erscheint also vom Objekt getrennt: Sehender vom Gesehenen, Hörender vom Gehörten, Denkender vom Gedachten.

Durch diese Form des Erlebens erfolgt eine permanente, unbewusste Bewertung durch den Verstand und sie teilt die eine Welt in zwei (duo). Wir begegnen der zweigeteilten Welt überall, beispielsweise im Entweder/Oder, Einerseits/Andererseits, im Gut und Böse. Gut und böse, besser und schlechter, angenehm und unangenehm trennen einen Ist-Zustand in zwei zu bewertende Teile. Die Sprache, die evolutionär dem Denken folgt, ahmt diese Wahrnehmung nach, indem sie sie in beschreibende und gleichzeitig bewertende Begriffe aufteilt, zum Beispiel: »Das ist ganz schlecht, dass ich ausgerechnet jetzt krank bin.« Die Sprache folgt den Gedanken und macht eine Aussage darüber, die das Ganze in eine helle und dunkle, eine gute und schlechte Seite trennt.

Identifikation mit der Kultur

»Aber das ist doch ganz einfach«, sagte Amixipi. »Ich sehe die Menschen, und dann sehe ich ihren Namen! Sie sind ihr Name, sie gehen wie ihr Name ... Ich weiß gar nicht, wie ich dir das erklären soll. Hast du das denn nicht gelernt?« »Nein«, sagte Tinji verwundert. »Bei uns heißt »lesen« etwas anderes. Wenn du wissen willst, wie ich heiße, muss ich dir meinen Namen sagen, oder ich muss ihn auf Papier schreiben, damit du ihn lesen kannst. »Wie umständlich!«, rief Amixipi. »Du scheinst aus einer umständlichen Welt zu kommen.«[16]

Jede Kultur besitzt eigene Definitionen vom Ich, von Individualität, Namen, Moral, Ethik, Raum und Zeit. Sie alle prägen das Bewusstsein des einzelnen Menschen mehr, als ihm klar ist. Sie wirken sich entscheidend auf die Wahrnehmung unserer selbst und auf die der Umwelt aus. Und sie prägen die Ausrichtung der eigenen Lebenseinstellung, Verhaltensweisen sowie Lebensziele. Nationalismus ist ein Beispiel für eine extreme Kultur-Identifikation.

Sie wiederum hat großen Einfluss auf die Einstellung zum Körper, auf den Umgang mit Gesundheit und Krankheit.

Eine Kultur beeinflusst auch die Sichtweise und Auseinandersetzung mit Leben und Tod. Sieht sie die Vergänglichkeit als Teil des Lebens an und glaubt sie darüber hinaus noch an Wiedergeburt, wird ein Mensch relativ wenig Angst vor Krankheiten und dem Tod haben. Wird der Tod verdrängt, ist die Angst vor dem Ableben wahrscheinlich größer und der Umgang mit Krankheiten eher schwieriger. Wie sehr eine Gemeinschaft das Empfinden vom eigenen Wesen überschatten kann, zeigt die folgende Geschichte:

DIE GEBURT DES LÖWEN

Einmal griff eine Löwin eine Herde von Schafen an. Sie war trächtig und während des Angriffs verlor sie ihr Junges und starb. Doch der junge Löwe überlebte und wuchs in der Schafherde auf. Die Schafe grasten auf den Wiesen und der junge Löwe lernte, es ihnen gleichzutun. Sie blökten und der junge Löwe versuchte, sie nachzuahmen. Im Laufe der Zeit wurde ein ausgewachsener Löwe aus ihm.

Eines Tages tauchte ein anderer Löwe auf, um die Herde anzugreifen. Zu seinem Erstaunen erblickte er in der Herde den Löwen, der sich wie ein Schaf benahm. Er jagte ihn und als er ihn beim Genick packte, begann er ängstlich wie ein Schaf zu blöken. Unbeeindruckt zerrte der andere Löwe ihn zum nahe gelegenen See. Er zeigte ihm das Spiegelbild zweier Löwen auf der Wasseroberfläche und sagte: »Sieh, du bist auch ein Löwe, genauso wie ich selbst. Jetzt friss dieses Stück Fleisch.« Mit diesen Worten zwang er es ihm ins Maul. Doch der Schafslöwe weigerte sich. Er blökte verzweifelt und behauptete immer noch, er sei ein Schaf. Doch als er das Blut leckte, wurde plötzlich sein schlafender Instinkt geweckt, und er begann, das Fleisch zu fressen. Da sagte der alte Löwe: »Hast du jetzt begriffen, dass du genau so bist wie ich? Komm mit mir in den Wald.«[17]

Im Vergleich zu Menschen aus Industrieländern spielt bei Naturvölkern das Ich eine relativ unbedeutende Rolle. Dort ist der Focus vielmehr auf ein *Wir* ausgerichtet, weil die gegenseitige Rücksichtnahme für das Leben in der Natur vonnöten ist. In spirituellen Traditionen wie beispielsweise dem Hinduismus, dem Sufismus oder dem Buddhismus geht es um die Überwindung des Ich bzw. um die Verwirklichung der Erkenntnis, dass man kein wirkliches Ich besitzt. Um aber das falsche Ich überwinden zu können, muss ein gesundes, bewusstes Selbst vorliegen. Auch wenn ein Mensch versucht, schmerzvolle Erfahrungen und Gefühle durch spirituelle Praxis zu verdrängen, wird er früher oder später gezwungen sein, sich damit auseinander zu setzen.[18] Erst wenn die Erfahrung vollkommen erkannt, vom Herzen angenommen und ins Bewusstsein integriert worden ist, kann das falsche Ich überwunden werden.

Ein Kaleidoskop von Identifikationen

Eine Frau lag im Koma. Plötzlich hatte sie das Gefühl, sie käme in den Himmel und stünde vor dem Richterstuhl. »Wer bist du?«, fragte eine Stimme. »Ich bin die Frau des Bürgermeisters«, erwiderte sie. »Ich habe nicht gefragt, wessen Ehefrau du bist, sondern wer du bist.« »Ich bin die Mutter von vier Kindern.« »Ich habe nicht gefragt, wessen Mutter du bist, sondern wer du bist.« »Ich bin Lehrerin.« »Ich habe nicht nach deinem Beruf gefragt, sondern, wer du bist«, und so ging es weiter. Alles, was sie erwiderte, schien keine befriedigende Antwort auf die Frage zu sein: »Wer bist du?« »Ich bin eine Christin.« »Ich fragte nicht, welcher Religion du angehörst, sondern wer du bist.« »Ich bin die, welche jeden Tag in die Kirche ging und immer den Armen und Hilfsbedürftigen geholfen hat.« »Ich fragte nicht, was du tatest, sondern wer du bist.« Offensichtlich bestand die Frau die Prüfung nicht, denn sie wurde zurück auf die Erde geschickt. Als sie wieder gesund war, beschloss sie, herauszufinden, wer sie ist.[19]

Die unterschiedlichen Identifikationen führen dazu, dass ein Mensch sich selbst, andere Menschen und die Welt durch seine rein subjektive, mit vielen Identifikationen angefüllte Sichtweise betrachtet. Bildlich können Sie es sich in etwa so vorstellen, dass ein Mensch jede Erfahrung, die er in seinem Leben macht, durch die Brille seiner Identifikationen betrachtet. Es kann sogar zu Überlappungen von Identifikationen kommen, sodass wir die Welt durch ein *Identifikations-Kaleidoskop* betrachten.

Dieses Konglomerat an Identifikationen führt zu bestimmen Haltungen sich selbst, anderen Menschen, dem Leben, Gesundheit und Krankheit gegenüber. Ein Mensch, der als Kind sehr sensibel, verletzlich und krank war und dadurch besonders viel Liebe und Aufmerksamkeit erhalten hat, wird auch als erwachsener Mensch das Gefühl haben, dass er besonders viel Liebe und Aufmerksamkeit erhält bzw. sie erwarten kann. Ein Kind hingegen – ausgestattet mit der gleichen Sensibilität und Verletzlichkeit –, das vom Vater als Schwächling bezeichnet wurde, wenn es krank war, wird sich schnell als solcher fühlen – und auch als Erwachsener wird es nun alles tun, um als »Held« oder als »unverwundbarer Kämpfer« dazustehen, und jeden Anflug von Krankheit unterdrücken. Diese beiden Menschen werden Verletzlichkeit oder Krankheit ganz unterschiedlich erleben und bewerten, und ihre Bemühungen, krank, schwach oder zart sein zu dürfen und/oder Krankheit Raum zu geben, werden von ihren frühen Erfahrungen gesteuert werden.

Wie an diesem Beispiel deutlich wird, identifizieren wir uns oft mit einem Verhalten, das uns vor Verletzungen schützen oder unser Überleben sichern soll. Meist entdecken wir Aspekte der unwillkürlichen Identifikation erst spät in unserem Leben. Es kann passieren, dass wir uns in irgendeinem Moment inmitten unseres Lebens unmittelbar und direkt selbst wahrnehmen. So, als wurden wir die Brille, die wir ein Leben lang getragen haben, einen Moment von der Nase nehmen. Dann fallen wir in die wert- und identifikationsfreie Einheit zurück und erkennen unsere wahre Identität. In einem solchen Moment wird uns bewusst, dass wir vielleicht einen Lebensweg eingeschlagen haben, der gar nicht der unsere ist. Oder dass wir uns mit einer Idee identifiziert haben – die unserer Eltern oder unserer Kultur –, aber nicht mit unserer eigenen.

Mit der Einheit, die für das Baby die Basis des Erlebens gebildet hat, kommen wir als Erwachsene nur noch selten in Kontakt. Es gelingt uns nicht mehr, die Grenze von Subjekt und Objekt aufzuheben, und wenn, dann im Regelfall nur durch konzentrierte Übungen, wie in der Meditation oder in außergewöhnlichen Erlebnismomenten wie beispielsweise beim Sex, Musikhören oder in der Natur. Man kann in solch eine Erfahrung unvorbereitet hinein- und wieder herausfallen. Dies wird am folgenden Beispiel deutlich.

KEIN ICH MEHR UND KEIN DU

Ich befand mich auf einer der berühmten Backwater-Touren durch die Palmenwälder des südindischen Keralas. Ich saß auf einem Frachtboot, das mit uns seit den frühen Morgenstunden durch malerische Wasserstraßen fuhr. Es legte an jedem Ort inmitten der scheinbar unberührten Natur an. Wir sahen fröhliche Kinder, die Kokosnussschalen in Spielzeug verwandelt hatten und damit tief in ihre eigene Welt eingetaucht waren. Würdevoll anmutende Menschen, die trotz offensichtlicher Armut Stolz in den Augen trugen und jeden Tag bewusst zu erleben schienen, faszinierten mich an diesem Tag meiner mehrmonatigen Indienreise besonders.

Mich verzauberte der Duft des Kokosöls, den der Wind zu uns aufs Boot trug. Und auch das Rauschen der Palmen und die Vögel, die in ihren bunten Federkleidern durch die Bäume flogen und hier und dort wieder auftauchten, zogen mich in ihren Bann. Vom Deck des Bootes aus schaute ich in die untergehende Sonne, die langsam in die Reisfelder, die wir mittlerweile passierten, einzutauchen schien. Ich war hingerissen von dem Farbenspiel, welches mir der Horizont bot.

Ich saß da und plötzlich – von einem Moment auf den anderen – fühlte ich mich mit allen Dingen, allen Wesen auf diesem Planeten und in diesem Universum eins. Es schien, als würde sich die Begrenzung meines Kopfes auflösen und sich mein Bewusstsein über den ganzen Globus erstrecken und mit jedem Baum, Wassertropfen, Vogel und Felsen sowie mit jedem Menschen verschmelzen. Es gab kein Ich mehr und auch kein Du. Das Gestern schien im Heute und im Morgen verschmolzen zu sein. Alles, was auch nur den Anschein einer Trennung gehabt hatte, hatte sich aufgelöst und war zu einer Einheit geworden. Plötzlich wusste ich so vieles. Ich verstand es nicht. Ich wusste es einfach. So, als wäre mir das Wissen aller Heiligen Schriften zuteil geworden.

Ich weiß nicht, ob es nach Sekunden, Minuten oder Stunden war – irgendwann setzte sich ein Mann neben mich und sagte: »Mensch, du bist aber ganz schön drauf!« In dem Moment war es, als würde ich aus drei Meter Höhe auf den Boden des Bootes knallen. Und damit war sie vorbei, meine Einheitserfahrung.[20]

In solchen Momenten sehen wir die Welt nicht mehr mit unserem Verstand, sondern wir *sind* die Welt. Sind völlig im Einklang mit uns und den Dingen, die geschehen. Menschen, die solche Erfahrungen machen, merken in jenem Moment, dass sie weitaus mehr sind als das, was sie glauben und denken zu sein. Dies sind sehr umfassende Aspekte von intuitivem und ganzheitlichem Wissen. Menschen, die länger als nur Momente in dieser Einheit sind, haben auch auf andere eine gewisse Ausstrahlung. Sie können uns auf eine unerklärliche Weise tief berühren und uns selbst vielleicht für einen kleinen Moment wieder mit der Einheit in Kontakt bringen. So, wie es eine Ärztin in dem Buch *Wie kann ich helfen?* von Ram Dass und Paul Gorman in der folgenden Geschichte erzählt.

WER DU?

Als Assistenzärztin machte ich jeden Tag zusammen mit einer Gruppe von Kollegen Visiten in den Stationen der Klinik. Die meisten Patienten betrachteten uns immer sehr ängstlich, wenn wir in ihr Zimmer kamen. So, als fühlten sie sich wie »Fallstudien« verschiedener Krankheiten. Ich haßte das.

Es gab einen Farbigen in den Sechzigern, der ganz anders reagierte. Ich glaube, er hat mein Leben verändert. Er war sehr liebevoll, schalkhaft und sehr krank. Was uns immer wieder in sein Zimmer führte, war das Wunder, daß er bei der Schwere seiner Krankheit überhaupt noch lebte und dabei so außerordentlich präsent war, und er schien uns alle zu durchschauen. Er rief: »Hey Jungs!«, wenn wir in sein Zimmer kamen. So wie man eine Meute von Zehnjährigen begrüßt, die nach einem Fußballspiel hungrig nach Hause kommen. Manche Kollegen in unserer Gruppe machte das nervös. Ich war fasziniert, hatte aber nie die Gelegenheit, mit ihm alleine zu sein.

Ab und zu wurde sein Zustand kritisch und er mußte auf die Intensivstation, erholte sich zum Erstaunen aller aber immer wieder. Wenn wir ihn danach in seinem Zimmer besuchten, sagte er nur: »Na Jungs«, und schien überrascht, daß wir immer noch da waren.

Eines Abends geriet er erneut in eine Krise, und ich untersuchte ihn alleine. Er sah ziemlich schlecht aus. Als ich das Zimmer betrat, schenkte er mir ein Lächeln und sagte: »Na ...« So, als ob er mich erwartet hätte. Ich hatte etwas überrascht auf das »Na ...« reagiert, und wir lachten darüber. Ich stand da und war völlig durch die Kraft seiner Gegenwart gefangen. Dann überraschte er mich sehr mit einer einzigen Äußerung, die teilweise eine Frage und teilweise noch etwas anderes enthielt.

»Wer du?«, sagte er mit einem Lächeln. Nur einfach: »Wer du?« Ich begann zu sagen: »Ich bin Ärztin ...«, und verstummte plötzlich. Es ist schwer zu beschreiben, aber etwas in mir schaltete um. Alle möglichen Antworten auf seine Frage gingen mir durch den Kopf. Sie alle schienen wahr zu sein, aber sie schienen auch weniger wahr zu sein: »Ja, ich bin dies oder ich bin das ... aber nicht nur ... und das ist nicht die ganze

Geschichte ...« So liefen meine Gedanken ab. Mir war nichts der-
gleichen je widerfahren. Aber ich war voller Freude. Er muß es mir
angesehen haben, denn er lächelte breit und sagte: »Angenehm, Ihre
Bekanntschaft zu machen.« Wir sprachen einige Minuten lang über
dieses und jenes. Schließlich frage ich ihn, ob ich noch etwas für ihn tun
könnte. Er sagte: »Nein. Danke sehr, Dr. ...?« Er hielt inne, um mei-
nen Namen zu hören. Ich nannte ihn, und er lächelte mich noch einmal
schalkhaft an. Und das war es.

Er starb einige Tage später. Ich trage ihn noch heute in meinem
Innersten. Ich denke plötzlich an ihn, inmitten meiner Visiten. Ein
bestimmter Augenblick oder ein bestimmter Patient bringt ihn mir
wieder ins Bewußtsein. »Wer du?« Jahrelang hatte ich mich zur Ärz-
tin ausbilden lassen, und ich hatte mich darin fast verloren. Dieser
Mann nahm mir meine Approbation weg und gab sie mir dann wie-
der zurück, mit dem Zusatz »Und was noch? ... und was noch? ...«. Ich
werde das nie vergessen.[21]

Vielleicht haben Sie sich im Laufe der Geschichte jetzt ebenfalls
die Frage »Wer bin ich?« gestellt. Schließlich nannten wir Ihnen
jetzt so viele verschiedene Identifikationen, dass vielleicht die
eine oder andere dabei ist, bei der Sie sich selbst wiederentdeckt
haben.

Wenn sich ein Mensch diese Frage zum ersten Mal ernsthaft
stellt, ist er meistens etwas irritiert, weil er irgendwann erkennt,
dass er mehr ist als all die Identifikationen, die wir meinen zu sein.
Dann beginnt die Suche nach der Antwort.

»Wer bin ich?«

Wenn du dann ernstlich fragst: »Wer bin ich?«,
so wirst du sehen: Ein »Ich« oder »Mir« gibt es nicht.
Was übrig bleibt, wenn man erfährt,
dass kein Ich da ist, wird alles zweifelsfrei und lebendig
als Licht in sich selbst und allein in sich selbst ruhend erlebt ...
Es ist nicht der leiseste Zweifel ...

HEINRICH ZIMMER

Mit der folgenden Übung möchten wir Sie darin unterstützen, der Frage »Wer bin ich?« auf die Spur zu kommen.

Das »Wer bin ich«-Tagebuch

Legen Sie sich für die erste Übung ein »Wer bin ich«-Tagebuch zu. Stellen Sie sich morgens, unmittelbar nach dem Aufwachen die Frage »Wer bin ich?«, und schreiben Sie drei Seiten dazu auf. Versuchen Sie aber bitte, nicht mit dem Verstand zu antworten. Wenn Sie die Frage stellen, lassen Sie sie bis zu Ihrem Herzen vordringen. Und antworten Sie dann so, als würden Sie aus dem Brustraum oder aus dem Bauch heraus schreiben. Sobald Sie jedoch anfangen, über Sätze nachzudenken, sich Formulierungen zu überlegen oder Sätze auszustreichen, sind Sie dabei, die Frage mit dem Verstand zu beantworten.

Sobald Sie dies merken, sollten Sie sich die Frage erneut stellen. Es ist empfehlenswert, diese Übung über einen Zeitraum von mindestens acht Wochen zu machen, die Seiten aber vor Beendigung der zwei Monate nicht zu lesen. Die Übung ist zwar sehr zeitaufwändig, aber wunderschön und sehr aufschlussreich. Es lohnt sich also, die entsprechende Zeit aufzubringen, denn Sie tun es für sich selbst, für die Entfaltung Ihrer Intuition und für die Vertiefung Ihrer

Selbstwahrnehmung. Denn irgendwann sind Sie mit der Auflistung Ihrer Identifikationen fertig (das werden Sie beim späteren Lesen erkennen). Dann aber haben Sie die Möglichkeit, zu Ihrem wahren Kern vorzudringen.

Die »Wer bin ich«-Dyade

Bei dieser Übung handelt es sich um eine Dyade, eine Art des Zweiergesprächs, die sich über 40 Minuten erstreckt. Dabei setzen Sie sich mit Ihrem Partner/Ihrer Partnerin in gebührendem Abstand und auf gleicher Augenhöhe zusammen. Nun beginnt die Übung. Der Partner fordert Sie auf: »Sag mir, wer du bist.«

Sie haben 5 Minuten Zeit, Ihre Gedanken mitzuteilen. Der Partner hört Ihnen einfach nur zu, ohne Ihre Bemerkungen zu bewerten und ohne Sie zu unterbrechen. Er/Sie soll sie aber auch nicht durch Grinsen, Kopfnicken oder andere Gestiken und Mimik bestätigen.

Ihr Gegenüber soll einfach versuchen, ein guter Zuhörer zu sein und Sie wirklich zu verstehen. Nach 5 Minuten findet ein Wechsel statt. Der/Die Zuhörende sagt Ihnen zunächst »Danke« dafür, dass Sie ihm/ihr gegenüber ehrlich waren und ihm/ihr Ihre Wünsche, Bedürfnisse und Wahrheit präsentiert haben. Dann gibt es einen Wechsel und Sie fordern Ihr Gegenüber gleichermaßen auf: »Sag mir, wer du bist.« Dieser Zyklus dauert ebenfalls 5 Minuten. Danach findet erneut ein Wechsel statt, so lange, bis die 40 Minuten vorüber sind.

Auch mit dieser Übung sollten Sie, wenn möglich, über einen längeren Zeitraum experimentieren.

TEIL 3

Die Wahrnehmung der Welt

Das Auge des Menschen, ein kleiner enger Kreis,
verschlossen und dunkel, nimmt kaum das Große Licht wahr,
das mit der Erde Zwiegespräch hält;
Das Ohr, eine kleine Muschel,
die in engen Windungen wahre Harmonien ausschließt
und Großes als ganz Kleines begreift ...

WILLIAM BLAKE

Der menschliche Mind

Alle Erfahrungen, die ein Mensch im Laufe seines Lebens macht, und alle Identifikationen, die er vornimmt, lagert er in einem unsichtbaren Speicher, dem so genannten Mind ab. Dieser Mind beinhaltet all jene Erinnerungen und Informationen, die einen Einfluss auf das subjektive Erleben und Verhalten einer Person ausüben. Bei jedem Erlebnis wird eine unbewusste Programmierung in angenehme und unangenehme, nützliche und unbrauchbare, schmerzliche und erfreuliche, lustvoll ekstatische oder unerträgliche Erfahrungen vorgenommen und im Mind abspeichert, was letztlich als Orientierungshilfe dient.

Der Mind existiert nicht ohne das Gehirn, ist aber nicht identisch mit ihm. Das Gehirn ist vorrangig mit Datenweiterleitung und -verarbeitung beschäftigt und sorgt für das »objektive Speichern« von operationalen Informationen in den Gedächtniszentren. Der Mind hingegen speichert alle Erfahrungen und Sinneseindrücke mit subjektivem Charakter. Und dies veranlasst die Bildung von Vorstellungen und Meinungen sich selbst, anderen Menschen, Krankheit und Gesundheit sowie dem Leben gegenüber.

Das Besondere am Mind ist, dass er alle Informationen scheinbar im ganzen Körper speichert. Das wiederum würde bedeuten, dass die Zellen unseres Körpers – als Masse und Träger von Energie – über eine Art »Zellgedächtnis« verfügen. Man kann also den Mind als eine physisch-energetische Ausprägung menschlich subjektiver Erinnerung betrachten.

Für unseren Kontext von Gesundheit und Heilung sind insbesondere die Informationen im Mind interessant, die möglicherweise abgespalten und verdrängt werden mussten, um das Überleben zu sichern. Dazu zählen Erlebnisse, die mit emotionaler und körperlicher Schmerzerfahrung zu tun hatten, einen Menschen in den Zustand von Angst, Scham oder Frustration versetzten und mit Gefühlen von Ohnmacht und Vernichtung einhergingen.

Um abgespaltete Erfahrungen erschließen zu können, erfordert es sehr viel Liebe und Mut, Geduld und Wachsamkeit. Solange diese Eindrücke nämlich nicht angenommen sind, wird der Mensch sich selbst zeitweise als schlecht, nicht gut genug, zerrissen oder als unvollständig erleben, als habe er etwas – einen Teil von sich – verloren. Werden diese Anteile nicht gesehen bzw. integriert, können sie sich eines Tages auch als Krankheit äußern. Sie ist dann das »Sprachrohr« der nicht integrierten Erfahrungen. Erst wenn sie vollständig empfangen und angenommen worden sind, kann es zu einer Heilung kommen.

Der Fremde in uns

Der Fremde in uns, das ist der uns eigene Teil,
der uns abhanden kam, und den wir zeit unseres Lebens,
jeder auf seine Weise, wieder zu finden versuchen.
Manche tun dies, indem sie mit sich selbst ringen,
andere, indem sie andere Lebewesen zerstören.

ARNO GRUEN

Stellen Sie sich ein Kind vor, das hingebungsvoll ein farbenprächtiges Bild malt. Dieses ist reich an Symbolen, die die Schönheit und Reinheit seiner inneren Welt widerspiegeln. Das Kind fließt über vor Kreativität und Freude und möchte sich seinen Eltern mitteilen, ihnen das Bild zeigen und schenken. Voller Glücksgefühl und Erwartung geht es zu seinem Vater. Der kann aber mit diesem kindlichen Gemälde nichts anfangen, bezeichnet es als Geschmiere und »zerstört« es mit einem vernichtenden Blick.

So erfährt das Kind in seinem unschuldigen, herzoffenen und irrationalen Sein eine schmerzhafte Zurückweisung. Es wird in seinem Sosein um seiner selbst willen nicht empfangen. Ihm wird nicht zuteil, was es in dieser Situation für eine gesunde und selbstbewusste Entfaltung braucht, um als ein vollständiges und

»akzeptables«, einzigartiges und kreatives Wesen gesehen und anerkannt zu werden.

Dieses Kind, das unvoreingenommen und mit offenem Herz auf die Eltern zugegangen ist, hätte einen anerkennenden und wissenden Blick gebraucht. Stattdessen erfährt es eine tiefe Frustration. Diese wird wahrscheinlich ein bodenloses Gefühl von Scham und Unfähigkeit auslösen und dabei den natürlichen Zugang zur angeborenen Kreativität eines jungen Menschen abschneiden müssen. Ein solches Erlebnis mag für die meisten Kinder traumatischen Charakter haben, welcher sich tief in den unbewussten Teil des Mind einprägt und von da an in jeder Zelle des kindlichen Körpersystems abgespeichert ist. Frustrationen dieser Art lösen außerdem eine Flut von Gedanken und Emotionen aus, die sich um die schmerzhafte Erfahrung ranken. Es ist zu erwarten, dass das Kind von nun an jeden Impuls zu malen verdrängen wird, denn eine solch tief greifende Ablehnung will es nicht noch ein zweites Mal erleben. Doch der abgeschnittene Teil wird von diesem Tag an wie etwas Fremdes in ihm weiterexistieren.

Ist uns in Kindertagen solches widerfahren, wenden wir uns dann wahrscheinlich denjenigen Anteilen unserer Individualität zu, die von unseren Bezugspersonen besonders anerkannt oder gefördert werden, und identifizieren uns entsprechend damit. Wir werden diesen Aspekten ziemlich ausschließlich all unsere Aufmerksamkeit schenken und sie dürfen sich in der Anerkennung und Liebe unseres Herzens sonnen. Bei aller Aufmerksamkeit für die geschätzten Anteile sind die abgeschnittenen und entfremdeten Anteile jedoch ebenfalls da, denn auch sie sind ein Teil unserer Ganzheit.

Im Erwachsenenleben repräsentieren sie all das, was wir nicht sein bzw. nicht haben wollen. Wir können sie leugnen, lehnen sie ab, weisen sie von uns und ignorieren sie, wodurch sie aber nicht wirklich verschwinden, denn in der Erfahrung geht nichts verloren. Sie brodeln im Untergrund und können unbemerkt viele Jahre, manchmal jahrzehntelang leiden und versuchen alles, um gesehen zu werden. Die entfremdeten Anteile nutzen jede Chance, sich bemerkbar zu machen, manövrieren uns in Situationen, in die wir eigentlich nicht geraten wollen, und es wird uns dabei nicht bewusst, wie verzweifelt sie auf sich aufmerksam machen – wie ein lästiges, schreiendes Kind. Sie kommen als unwillkürliche Äußerungen, unkontrollierbare Reaktionen, in Träumen und Überzeugungen zum Vorschein. Sie ziehen weiteste Kreise, die sich auch kollektiv ausdrücken und sich schlimmstenfalls in liebloser Erziehung, schweren seelischen und körperlichen Krankheiten, in materialischen Kriegen, Gewaltverbrechen oder Fremdenhass entladen.

Die entfremdeten Anteile bleiben uns treu und sie verlassen uns nicht – und zwar so lange, bis wir sie sehen, würdigen und in unser Leben einbeziehen.

Umgang mit Schmerzerfahrung

So wie die oben erwähnte Ablehnung speichert der Mensch jede Form der Schmerzerfahrung ab. Bewusste sowie unbewusste. Dabei verbindet sich zusammen mit einer traumatischen Erfahrung im Mind gleichzeitig die Erfahrung auf der mentalen Ebene mit einer emotionalen Empfindung im Körper. Dazu ein Beispiel: Ein kleines Mädchen möchte ihrem Vater mitteilen, wie sehr es ihn liebt. Für sie ist er der beste Mann der Welt, und dies empfindet sie als ihre absolute Wahrheit. Sie sagt dann beispielsweise zu ihm: »Ich möchte, dass du mich von allen Menschen am liebsten hast.« Der Vater, der in diesem Moment vielleicht überrascht und verunsichert ist, reagiert mit einem Lachen. Und das Kind empfindet nun möglicherweise ein Gefühl von Verrat oder Scham und fühlt gleichzeitig einen Schmerz in der Herzgegend. Diese Erfahrung wird es unbewusst in seinem Mind und Körper abspeichern. Möchte das Mädchen zu einem späteren Zeitpunkt die gleiche Wahrheit sagen und kann dies – aus welchem Grund auch immer – nicht ausdrücken, wird es erneut Herzschmerz empfinden. An den Zusammenhang mit der ursprünglichen Erfahrung besteht jedoch keine bewusste Erinnerung mehr.

Das Beispiel beschreibt eine Erfahrung (den Herzschmerz), die mit einem scheinbar unerträglichen Körpergefühl verbunden ist. Die Erfahrung selbst wurde nur als kurze Szene erlebt, die möglichst rasch vergessen werden wollte. Die dazugehörige Emotion jedoch hat sich tief im Körper verankert und wird das künftige Verhalten des Betreffenden automatisch beeinflussen. Dies gilt vor allem für Emotionen wie Wut, Furcht, Verzweiflung oder Scham, die als besonders unannehmbar empfunden werden, weil sie mit einem Gefühl von Bedrohung der physischen Existenz verwechselt werden.

Ganz besonders traumatisch wirken sich Verletzungserfahrungen aus, wenn sie von vornherein auf der körperlichen Ebene stattfinden: Ist beispielsweise bei einem Unfall der Körper einem entsetzlichen Schmerz oder Schock ausgesetzt, der nicht mehr ertragen werden kann, wird die sensorische Verbindung zum Körper unterbrochen und der Mensch ohnmächtig. Er bekommt das Erlebnis nun nicht mehr bewusst mit, dennoch prägt es sich tief in den Mind ein und beeinflusst sein künftiges Verhalten und Befinden: Der Betreffende kann in der entsprechenden Situation beispielsweise unbewusst empfunden oder entschieden haben, Rettung oder Hilfe zu brauchen, erinnert dies aber später nicht mehr und wird nun möglicherweise die Neigung entwickeln, andere retten zu wollen. Oder aber er lebt die traumatische Erfahrung auf körperlicher Ebene durch Krankheit aus. Der Körper gleicht also einem Spiegel von verdrängten, schmerzhaften und nicht-bewussten Erfahrungen.

Die Lebenshaltung des Menschen

Durch das komplexe Zusammenspiel von Wahrnehmungen, Erfahrungen, Bewertung und Identifikation entwickelt der Mensch bestimmte Lebenshaltungen sich selbst, seiner Lebenssituation und dem Leben gegenüber. Ist ein Mensch zum Beispiel in seiner Kindheit zutiefst verletzt worden, dann kann es sein, dass er den Teil von sich, der ursprünglich gut, liebevoll und offen war, abspalten musste. Er wird ihn hinter einer harten Schale verbergen und die Welt ebenfalls nur noch als hart und schlecht wahrnehmen. Wie ein solcher Mensch die Welt dann sieht, zeigt die Geschichte über König Duryodana.

»*Lord Krishna wollte die Weisheit seiner Könige testen. Eines Tages ließ er König Duryodana zu sich rufen. Duryodana war im ganzen Königreich für seine Grausamkeit und seinen Geiz bekannt, und seine Untertanen lebten in Entsetzen vor ihm. Lord Krishna forderte ihn auf, die ganze Welt zu bereisen, um einen wahrhaft guten Menschen zu finden. Duryodana machte sich gehorsam auf die Suche. Nach langer Zeit kehrte er von seiner Suche zu Lord Krishna zurück und sagte: »Ich habe getan wie geheißen und die ganze Welt nach einem wahrhaft guten Menschen abgesucht. Er ist nicht zu finden. Alle sind selbstsüchtig und böse. Nirgends gibt es diesen guten Menschen, den du suchst!«*

Lord Krishna schickte ihn fort und ließ König Dhammaraja zu sich kommen. Dieser König war für seine Freigiebigkeit und Güte bekannt und beim ganzen Volk sehr beliebt. Krishna befahl ihm, die ganze Welt zu bereisen, um ihm einen wahrhaft bösen Menschen zu bringen. Auch Dhammaraja gehorchte und kehrte nach langer Zeit zu Krishna zurück und sagte: »Lord Krishna, ich habe versagt. Es gibt Leute, die irregeleitet sind, Leute, die aus Blindheit handeln, aber nirgends konnte ich einen wahrhaft bösen Menschen finden. Trotz all ihrer Fehler sind sie im Herzen gut.«[22]

Bei der Komplexität von Sinneswahrnehmungen ist es natürlich sehr schwer, die Auswirkungen der einzelnen Erfahrungen zu erkennen und im Auge zu behalten. Die Vorstellungen, die wir uns bedingt durch diese Erfahrungen machen, sind sehr unbewusst. Die Haltungen, die daraus entstehen, werden für real und für die absolute Wahrheit gehalten. Solche Inhalte zwingen beispielsweise manche Menschen zu dem Glauben, ein schweres Schicksal zu haben, das sie nicht annehmen können.

Die innere Haltung zum Kranksein

Der Mensch hat sich irrigerweise mit der Scheinseele oder
dem Ego identifiziert.
Wenn er sein Identitätsgefühl auf sein wahres Sein,
die unsterbliche Seele, überträgt, entdeckt er,
dass aller Schmerz unwirklich ist.
Er kann sich den Zustand des Leidens nicht einmal mehr
vorstellen.

PARAMAHANSA YOGANANDA

Lebenshaltungen, die mit Krankheiten zusammenhängen, entwickeln sich meist aus den Ereignissen, die mit emotionaler oder körperlicher Schmerzerfahrung gekoppelt waren. Sie entstehen überall dort, wo wir mit Schwäche, Wehrlosigkeit, Verletzlichkeit, Hilflosigkeit und Ohnmacht konfrontiert waren, wo sich etwas unserer Kontrolle entzog oder auch zu einem Zustand von Bewusstseinsverlust, Bewusstlosigkeit oder komatösen Zuständen führte.

Ich bin der Ansicht, dass jede unbewusste Handlung und jede Botschaft, wozu ich auch Krankheit zähle, für den Menschen einen sehr tiefen Sinn ausdrückt und ein ganz bedeutsames Ziel verfolgt. So sehe ich in fast allen Facetten des menschlichen Seins den dringenden Wunsch, sich so umfassend wie möglich mitzuteilen.

Wir Menschen durchlaufen jedoch alle eine Kindheit, in der wir an die Bedingungen des Familien- und Gesellschaftssystems angepasst werden müssen. Dies verlangt in unserer Kultur ein mittleres bis größeres Opfer unserer selbst, indem wir Teile und Aspekte unseres Wesens verleugnen müssen. Dies führt, wie erwähnt, zur Entfremdung, die sich in Form von Problemen und Krankheiten äußern kann. Es sind die Teile in uns, die wir zum Teil unter größten Schmerzen aufgeben mussten, weil wir sonst keine Überlebenschance gehabt hätten.

Viele Menschen, die ich in meiner Praxis traf, müssen sich intensiv damit auseinander setzen, was für sie Kranksein bedeutet, welche Nachteile das mit sich bringt und wie sich dies auf ihre Lebenssituation auswirkt. Das hat vor allem dann eine Bedeutung, wenn eine Krankheit einen lebensbestimmenden Charakter annimmt. Manche Krankheiten drängen sich schon von Geburt an oder in der Kindheit auf und entwickeln eine Prägung, die Auswirkung auf das weitere Leben bzw. das gesamte familiäre Umfeld haben kann.

Das größte Leid der Menschen scheint darin zu bestehen, ihre eigene Natur oder zumindest Anteile von ihr verdrängen zu müssen. Dies sind die wahren Grundlagen von Krankheit, die in alle Lebensbereiche hineinwirken können. Nach unserem Verständnis ist dies ein versteckter oder geheimer Vorteil von Krankheit, da er in eine Richtung zur Erfüllung und zur Vervollständigung weist. Meist ist es einer rationalen und wertenden Sichtweise schwer möglich, dem Kranksein einen Vorteil oder gar etwas Positives abgewinnen zu können. Das scheint immer dann besonders schwierig, wenn eine Krankheit verlangt, sich unmittelbar auch mit dem Sterben auseinander setzen zu müssen.

Die Vorstellungen, die wir beispielsweise über Kranksein haben, sind uns oft genauso wenig bewusst, wie wir gegebenenfalls auch nicht bewusst bemerken, dass wir im Begriff sind, eine Krankheit auszubrüten. Noch gravierender mag sich zeigen, dass wir überhaupt keine Möglichkeit haben, zu verstehen, wie und vor allem *warum* wir krank geworden sind.

Können Sie sich vorstellen, einmal zu verstehen und anzuerkennen, dass Ihre Gedanken, Ihre Haltungen und Ihre Vorstellungen nicht die ganze Wahrheit über sich selbst sind? Unsere Haltungen sind oftmals nur die Sprache der nicht integrierten Anteile. Können wir diese aber integrieren und uns für uns und unser Herz öffnen, dann kommen wir mit einem Teil in uns in Berührung, der unverletzt und vollkommen ist. Dieser Kontakt entsteht meist dann, wenn wir bereit sind, uns unmittelbar und direkt unserer eigenen Wahrheit gegenüber zu öffnen und sie ganz anzunehmen.

Ursachen von Kranksein

Aus ganzheitlicher Sicht werden Menschen in Westeuropa vor allem durch Gefühllosigkeit, Entfremdung und Wertlosigkeit krank, die allesamt zum Selbstverlust führen.

Gefühllosigkeit

Die Gefühllosigkeit für sich selbst und die Umwelt führt zu einem ausgeprägten Zustand von Herzlosigkeit. Den Menschen fehlt die Dimension des Herzens im Sinne von Verstehen, Empfinden und Mitgefühl. Kein Wunder also, dass die Statistiken hierzulande als häufigste Todesursache den Herzinfarkt nennen. Gefühllosigkeit ist durch die Dominanz des Verstandes bedingt, was dazu führt, dass viele Menschen sich kaum noch in ihrem Körper wahrnehmen. Indem sie das Empfinden für sich selbst verlieren, geht ihnen auch der Sinn für die anderen und das Leben insgesamt verloren.

Entfremdung und Wertlosigkeit

Generell ist zu beobachten, dass sich die Menschen heutzutage immer mehr von sich selbst entfremden. Dies wiederum stimuliert ein Empfinden von Wertlosigkeit, welches uns ebenfalls häufig begegnet, jedoch weniger offensichtlich ist. Es verbirgt sich vielmehr hinter Konsum- und Leistungsdenken und hinter dem Verlangen nach Exzessivität in vielerlei Hinsicht (Sex, Genussmittel, Sportwahn etc.). All dies soll einen latent vorhandenen Mangel ausgleichen, der oft durch das Gefühl entsteht, nicht angenommen worden zu sein.

In meiner Praxis werden Entfremdung und Verlust des Selbstwertgefühls vor allem durch Krankheit sichtbar. Sie können in Verbindung mit ganz normalen Erkrankungen wie Hautausschlägen, Schmerzen oder Infektionen, aber auch durch Handicaps wie geistige oder körperliche Behinderung, Geburtsfehler oder Unfallfolgen zum Ausdruck gebracht werden.

Die allmählich sich vollziehende Entfremdung wird zusätzlich noch durch die Reaktion der Umwelt schmerzhaft verstärkt: Welch ein Makel wird beispielsweise einem Menschen angeheftet, der mit HIV infiziert ist! Gleiches gilt für die Auseinandersetzung mit Krebs. Ist ein Mensch wirklich wertlos, wenn er den Verlust eines Beines oder Organs hinnehmen muss? Für manche Frau kann es eine niederschmetternde Erfahrung sein, eine Brust zu verlieren. Wie mag sie ihre Weiblichkeit empfinden, wenn die Gebärmutter entfernt werden musste? Die empfundene Entfremdung kann für die Lebenserfahrung so tief greifend sein, dass der unschätzbare und kostbare Wert des Lebens an einem vollkommen vorüberzugehen scheint.

Gefühllosigkeit, der Verlust von Wert und Entfremdung sind die sichtbarsten Merkmale dafür, dass der Mensch keine Verbindung zu seiner wirklichen Essenz hat. Das nennen wir Selbstverlust. Selbst- oder Seelenverlust führt früher oder später unweigerlich zu Krankheit. Von dieser Annahme gehen auch die Schamanen der verschiedensten Kulturen aus. Welche Namen die Krankheiten haben, spielt dabei keine Rolle, denn schulmedizinische Diagnosen beschreiben den Körper als seelenlose Hülle.

Typologie von Krankheit und Heilung

Typologie ist die Lehre vom Typus. In diesem Buch wird ein Typus als eine Lebenshaltung oder ein Lebensgefühl bezeichnet, aus denen sich eine Krankheit entwickeln kann, aber nicht unbedingt muss. Der Zustand von Kranksein entsteht individuell, wenn die Haltung den Menschen dazu zwingt, wesentliche Anteile seiner selbst dauerhaft zu unterdrücken.

Grundprinzipien von Haltungen bzw. Typen weisen aber auch gewisse Strömungen auf, die nicht nur individuellen Charakter haben. Zu diesen Grundströmungen zähle ich diejenigen, die von sehr vielen Menschen verinnerlicht sind und demzufolge als allgemein gültig bezeichnet werden können.

Bei jedem der nachfolgenden Typen werden die am meisten verbreiteten Haltungsmuster beschrieben. Jede Haltung lässt sich auf ein Identifiziertsein zurückführen, also darauf, dass ein Mensch an bestimmten Punkten mit seiner Geschichte identifiziert ist, anstatt im Jetzt zu leben. Es gibt natürlich auch Mischtypen, auf die wir in diesem Buch jedoch aus Umfangsgründen nicht eingehen können.

An dieser Stelle wollen wir betonen, dass die hier aufgezeigten Typen keine feststehenden Charaktere sind. Sie haben sich in der praktischen Arbeit jedoch als weit verbreitete Muster herausgestellt – bedingt durch die in unserer Kultur vorherrschenden Verstandesmuster –, die dem Leser als Orientierungshilfe dienen mögen. Seine persönliche Haltung und den sich daraus ergebenden Erkenntnisweg muss jeder Mensch jedoch für sich selbst erarbeiten.

Der Aufbau der Typus-Texte vollzieht sich wie folgt:

Als Erstes erfolgt eine kurze Beschreibung der Grundlagen und Merkmale des jeweiligen Typus bzw. seiner Haltungen. Danach werden die Ursachen beschrieben, die auch einen individuellen

Hintergrund aufzeigen können, und dabei die geläufigsten Überzeugungen bzw. Glaubenssätze zur jeweiligen Haltung dargestellt. Zum Schluss leiten wir zur Transformation und Heilung dieser Haltung über. Dabei geht es um das Integrieren des »Verlustes«, der einer Würdigung bedarf, um heil und ganz zu sein. Zur Abrundung wird der jeweilige Typus dann anhand von Fallbeispielen oder Geschichten nochmals veranschaulicht, sodass nachvollziehbar wird, welche Wirkung eine bestimmte Haltung auf ein Menschenleben haben kann.

Wie erkenne ich einen Typus?

In der intuitiven Erforschung wird die innere Haltung (Typus) durch eine *Einsicht* erfasst. Eine Einsicht[23] kommt immer auf die gleiche Weise zustande: Der Mensch hat in der Sitzung[24] die Gelegenheit, das zu kontemplieren und zu empfinden, was ihm fehlt, was er abspalten musste, um überleben zu können. Wenn er diesen abgespaltenen Teil von sich, seiner Seele, achtsam und intuitiv als sich selbst empfängt, erkennt er, was er bisher von sich nicht sehen konnte oder durfte. So wird ihm bewusst, dass er dieses Abgespaltene ins Leben bringen muss – »sonst geht er kaputt«.

Entscheiden für Einsicht

Je geübter man in der intuitiven Erforschung ist, umso leichter bemerkt man, wie die direkte Einsicht immer wieder auf die Seite gedrängt wird. Man erkennt dann sehr deutlich das Auftauchen von Gedanken, die verbieten wollen, etwas direkt und unmittelbar wahrzunehmen. In einem Fall schilderte mir ein jugendlicher Klient, wie »das Anerkennen der Sehnsucht nach dem Vater verboten wurde«. Er dachte also des Öfteren, dass ein großzügiger Mensch, der er unbedingt sein wollte, keine Sehnsucht haben dürfe, weil dies ein »kleinliches oder kindisches« Gefühl sei. Während unseres Gesprächs fällte der Mann bewusst die Entscheidung, wahrzunehmen, was genau in seinem Inneren auftauchte. Nun konnte er die ursprüngliche innere Botschaft (in diesem Fall die Sehnsucht nach dem Vater) direkt vernehmen. Ein Leuchten trat in seine Augen und das Gesicht entspannte sich zu einem zufriedenen Lächeln.

Generell fällt mir bei der Arbeit mit jungen Menschen bis etwa 16 Jahren deutlich auf, dass die Fixierung des Verstandes noch nicht so massiv ist und die Möglichkeit von anderen, unmittelbaren Wahrnehmungsmöglichkeiten viel größer ist als bei erwachsenen Menschen. Dabei ist es auch wichtig zu sehen, welchen Teil der Wahrnehmung ein Mensch mehr entfalten durfte: die intuitive oder die rationale Intelligenz. Männer haben es meistens schwerer, den vernetzten, intuitiven Teil in sich wachzurufen. Bislang stellen sie auch den weitaus kleineren Teil meiner Klientel.

Eine bewusste Einsicht verlangt vom Individuum, zu akzeptieren, dass der Körper intuitiv etwas weiß, was das Denken der Person innerhalb seiner Haltung nicht zulassen kann. Das Denken vertreibt die Empfindung von Vollständigkeit und damit das Auftauchen der Erkenntnis.

Verstehen

Im Zusammenhang mit intuitiver Heilung möchten wir zweierlei Wege des Verstehens unterscheiden: Wenn wir hier von Verstehen sprechen, meinen wir nicht das Verstehen mit dem Kopf oder das Erfassen mit der Vernunft. In dem hier angesprochenen Kontext geht es um das *intuitive* Empfänglichsein für mich, den anderen und für das Leben, also darum, alles anzunehmen, wie es ist. Im Mittelpunkt steht die Bereitschaft, wertfrei auf das zu hören, was in mir auftaucht. Oder, wenn ich beispielsweise mit einem anderen Menschen kommuniziere, wertfrei auf das zu hören, was der andere mitteilen will.

Diese Qualität von Zulassen und Verstehen wächst in dem Maße, in dem ich mich selbst auf diese Weise verstehe und sensibel empfange. Es ist das Verstehen mit der Kraft der Seele, mit Bewusstsein. Dies ist das Kernstück der intuitiven Arbeit, die mit Einfühlungsvermögen und Mitgefühl zuhört und dadurch den anderen vor allem dabei unterstützt, für sich selbst und seine Botschaft bzw. Wahrheit ganz achtsam zu werden.

Transformation

Transformation ist möglich, wenn Einsicht anerkannt und angenommen werden kann. Dann kann der Mensch würdigen, was er unter den vergangenen Voraussetzungen nicht erfahren konnte, und kann sich nun entscheiden, diesen bislang verborgenen Teil leben zu lassen. Wenn zum Beispiel jemand immer der Unverstandene zu sein glaubt, muss er erst seine Sehnsucht nach Verständnis würdigen. Als Nächstes kann ihm helfen, anzuerkennen, dass jemand anderes in seinem persönlichen Umfeld vielleicht nicht die nötigen Voraussetzungen zum Verstehen mitbringt oder nicht gesehen hat, welche Art von Verständnis nötig gewesen wäre. Sollte dem so sein, muss er nun selbst die Bereitschaft entwickeln, für sich persönlich das notwendige Verständnis zu mobilisieren. Er kann sein Unverstandensein transformieren, indem er damit beginnt, auf sich selbst und seine persönliche Wahrheit zu hören, um diese und sich selbst verstehen zu lernen.

DAS ARME OPFER

Allgemeines

Das Empfinden des armen Opfers ist in jeder Hinsicht von Mangel beherrscht. Ein armes Opfer ist jemand, der meint, es besonders schwer zu haben. Er glaubt, das Leben oder die Umstände spielten ihm ganz übel mit. Natürlich gibt es wirklich schwierige Lebenssituationen: der Verlust eines geliebten Menschen, irreparable gesundheitliche Schäden, menschliches Leid durch Naturkatastrophen, Kriege oder Massenepidemien. Nicht jeder aber fühlt sich dadurch zwangsläufig als armes Opfer.

Ein armes Opfer ist einer, der glaubt, nichts zu haben – vor allem kein Glück. Vielleicht hat er nicht genügend Geld, kaum zu essen oder kaum etwas anzuziehen. Vielleicht ist er auch krank oder ohne Arbeit, ohne Zuhause. Es scheint ihm an allem zu fehlen, auch an Freunden und Ansehen. Ein Wunder also, dass er so existieren kann. Und weil das arme Opfer immer Pech zu haben scheint, ist es ärgerlich, missmutig oder auch wütend. Es inszeniert unbewusst weitere Lebensdramen und tut sich selber Leid.

Es besonders schwer zu haben ist eine Haltung, die durch eine »schwere Erfahrung« subjektiv oder kollektiv geprägt wird. Manchmal haben ganze Familien oder Sippen die Vorstellung, es besonders schwer zu haben, weil beispielsweise die Familie in der Vergangenheit keine Anerkennung fand. Das Schwierigste dabei scheint aber zu sein, zu erkennen: Es gibt Dinge, die man hinnehmen muss.

Bei einer Leid- oder Schmerzerfahrung entsteht vorrangig der Eindruck, es sei einem ein Unrecht durch einen anderen oder besondere Umstände (Historie) geschehen. Dieser/Dieses andere ist der Täter und ich bin das arme Opfer. Dass es mir schlecht geht, wird von außen verursacht. Häufig glaubt das arme Opfer, die anderen seien für alles verantwortlich. Wie bei streitenden Kindern beschuldigt das arme Opfer ständig die anderen, etwas zu tun, wofür es eigentlich selbst verantwortlich ist. Doch dies kann das arme Opfer nicht erkennen. Solange man sich in einem Zustand von »Unwissenheit« befindet, werden alle Erfahrungen nach diesem Muster vom schlimmen Täter und armen Opfer gesehen.

Überzeugungssätze

Wie das arme Opfer sich selber sieht:
Keiner hat es so schwer wie ich! Ich bin der Ärmste von allen. Ich habe es so schwer gehabt! Mir hat das Leben übel mitgespielt. Man hat mir alles genommen. Warum tust du mir das an? Wieso haben es andere leichter als ich? Die Krankheit ist schuld, dass es mir so schlecht geht. Ich muss so leiden, weil ich auf der Straße angefahren wurde.

Wie das arme Opfer andere sieht:
Ach, du Ärmste! Dem Armen wurde so viel Leid zugefügt. Der Ärmste hat nur noch ein Bein. Wenn man krank ist, hat man es schwer. Mein Gott, hast du es schwer. Mein Kind ist schlecht in der Schule, weil die Lehrer es benachteiligen. Frauen sind im Berufsleben im Nachteil.

Transformation

> *Andere Menschen und das Leben sind meine »Meister«.*

In der Haltung des Opfers fällt es schwer, eine andere Perspektive zu Ereignissen und Erfahrungen einzunehmen. Solange ich mich verletzt fühle, kann ich nur das mir zugefügte Leid sehen. Manchmal bleibt es lange verborgen, welchen Teil ich zum Ereignis beigetragen haben könnte.

Durch Selbsterforschung aber kann ich an einen Punkt gelangen, an dem es mir möglich wird, für meinen Teil des erlittenen

Schmerzes Verantwortung zu übernehmen. Dazu muss eine Bereitschaft zum Hinschauen und Anerkennen wachsen. Wenn es mir möglich wird, den »Knackpunkt« zu sehen und ihn zu würdigen, wird dies die schmerzhafte Erfahrung in ein anderes Licht rücken. Dann bin ich nicht mehr das Opfer und auch einen Täter gibt es nicht mehr.

So wird ein anderer Mensch oder eine Situation, egal, welche Erfahrung sie mir bringen, mein »Lehrer« sein. Sie lehren mich etwas über mich, was ich bisher nicht wissen wollte. Auf diese Weise kann ich das Selbstmitleid auflösen und wachsen. Jetzt darf ich erkennen, was wirklich ist. Ich kann die Bereitschaft entwickeln, die Geschehnisse des Lebens anzunehmen. Wenn genug Zeit vergangen ist, darf ich verstehen, wofür die Erfahrung wichtig, gut und heilsam war. Dann kann ich Dankbarkeit empfinden und ausdrücken. So wird mir Erfüllung zuteil und es wird mir bewusst, wie sehr mich das Leben liebt.

DER KORBMACHER UND DIE WEIDE

An einem Fluss stand eine alte Trauerweide. Ihre Umrisse spiegelten sich im Wasser und ihre Zweige reichten fast bis in die Fluten. Unter der Kuppel aus Zweigen und Blättern hatte ein alter Bettler sein Lager aufgeschlagen. Von außen war häufig zu vernehmen, wie er unter der Weide fluchte und jammerte. Er fühlte sich vom Leben betrogen, war völlig verbittert und meinte, allen anderen ginge es besser als ihm. Was war das Leben ungerecht! Ständig haderte er mit dem Schicksal, das ihn seiner Meinung nach völlig benachteiligt hatte.

Als junger Mann hatte er Korbmacher gelernt. Allerdings war er bald schon unzufrieden. Andere Berufe schienen ihm mehr Geld und weniger Mühe zu bringen. Unglücklich, wie er war, säte er auch in seiner Umgebung nur Unmut. Nie war er mit etwas zufrieden, immer waren die anderen schuld an seiner Misere. Auf die Idee, die Ursache für sein Unglück bei sich selbst zu suchen, kam er nicht.

Mit seiner grimmigen Art verlor der Korbmacher jede Arbeit und als er sich selbstständig machte, kamen bald keine Kunden mehr. Er hatte sie mit seinem Missmut vertrieben und versank immer mehr in Einsamkeit. Als er sein Brot nicht mehr verdienen konnte und obdachlos wurde, schlug er nachts sein Lager unter der Trauerweide am Fluss auf. Tagsüber bettelte er im Dorf um Almosen, doch viel kam nicht zusammen, da er die Leute durch sein ständiges Schimpfen vergraulte.

In seiner tiefen Einsamkeit begann der Mann mit der Weide zu sprechen. Zuerst schimpfte er nur und ließ den Baum seinen Zorn aufs Leben spüren. Irgendwann aber musste er erkennen, dass er außer dem Baum niemanden mehr hatte, der ihm zuhörte. Der Baum war sein einziger Freund, und eines Tages glaubte er in den Zweigen die Worte zu vernehmen: »Jeder ist seines Leides Schmied.« Wie bitte? Hatte er sich nicht so oft über das Sprichwort geärgert »Jeder ist seines Glückes Schmied«? Schließlich hatte es doch in seinem Leben nur Leid gegeben ...

Er schaute verärgert in den Fluss, wo sich die Weide und die Sonnenstrahlen im Wasser spiegelten. Da tauchten plötzlich Bilder seines Lebens auf: wie er immer wieder Leid selbst ausgelöst hatte, wie er durch seine ablehnende Art vereinsamt und verarmt war. Er stellte sich vor, wie wunderbar sein Leben hätte sein können. Und wie er da so am Wasser stand, wurde ihm klar, dass er sein Leben lang sein eigenes Spiegelbild bekämpft hatte, anstatt sich darin zu erkennen. Stets hatte er gegen sich selbst und den Rest der Welt gekämpft, anstatt das Beste daraus zu machen. Immer hatte er die Schuld für sein Leid anderen zugeschanzt, anstatt die Verantwortung für sein Leben selbst zu tragen.

Angenehm war diese Erkenntnis nicht, doch der Korbmacher begriff, dass er nicht länger ein armes Opfer der anderen und des Schicksals sein musste. Sein Blick fiel auf die sonnenbestrahlten Blüten der Weide und tiefe Freude erfüllte ihn. Auf einmal sah er sein schlichtes Lager als goldene Lichtkuppel. Er war erfüllt von Dankbarkeit für die Weide, die ihn so lange beherbergt hatte und ihm erlaubt hatte, seinen Lebensirrtum zu erkennen. Alle Starrheit wollte er nun ablegen, wollte so geschmeidig werden wie die Weidenzweige.

Der Mann widmete sich wieder seinem Handwerk. Er flocht Körbe und füllte sie zum Verkauf mit selbst gesammelten Beeren, Pilzen und Kräutern. Immer mehr wurde ihm klar, dass er nicht nur sein Leid selbst erschaffen hatte, sondern dass er wirklich seines Glückes Schmied war. Er war nun bereit, Freude in sein Leben einzuladen. Wie ein gefällter Weidenstumpf im Frühling wieder neu austreibt, entwickelte sich nun sein Leben. Immer wieder erinnerte ihn die alte Weide daran, sich geschmeidig dem Leben anzupassen. Und ihr Spiegelbild im Wasser gemahnte ihn immer wieder, sich selbst zu erkennen. Niemals mehr sollte er das arme Opfer sein.[25]

DER KRITIKER

Allgemeines

Der Kritiker ist ein stark verstandesbetonter Mensch. Er will das Leben nach den Gesetzen der Ratio verstehen und möglichst vollständig über das bewertende Denken erfassen. Alles, was dem Menschen widerfährt und begegnet, muss bewertet werden. Die Bewertung sucht ständig eine Antwort auf die Frage »Wie gefällt mir das?«, und die Antwort des Kritikers lautet meistens: »Das ist nicht gut, das gefällt mir nicht.« Das Negative wird also stark überbetont.

Negative Urteile führen zu einer Abwertung oder Verurteilung. Wenn nur das Negative gesehen werden kann, gibt es keinen Raum für die positiven Seiten des Lebens. Es besteht nicht die Möglichkeit, etwas so sein zu lassen, wie es ist. Auch kann man die Welt, einen anderen oder sich selbst nicht in seiner Vollständigkeit sehen.

Dem zugrunde liegt häufig die Erfahrung des Kindes, seinen Eltern nicht zu genügen. Dadurch kann ein Mensch das Gefühl entwickeln, in seiner Eigenart nicht akzeptiert und anerkannt zu sein. Nicht erfahrene Wertschätzung hinterlässt deutliche Spuren von Kritik, die einen Menschen dazu bringen, selbst kritisieren zu müssen. Damit soll ein meist unbewusstes Empfinden von Wertlosigkeit oder Entwürdigung ausgeglichen werden.

Überzeugungssätze

Wie der Kritiker sich selber sieht:
Wieso mache ich immer alles falsch? Ich muss perfekt sein. Meine Nase ist hässlich. Ich sollte schlanker sein. Ich will nicht so dick sein wie meine Mutter. Ich bin besser als mein Vater. Mir passt das nicht. Ich genüge meinen Ansprüchen nicht. Ich bin nicht klug genug.

Wie der Kritiker andere sieht:
Das ist nicht gut genug. Du genügst mir nicht. Du siehst schrecklich aus. Was redest du da für einen Stuss? Deine Haare sind eine Katastrophe. Nicht in diesem Ton! Dir kann man es nicht recht machen. Das musst du besser machen.

Abgrenzung

Kritischsein wird allgemein sehr leicht mit Aufmerksamkeit, Wachheit oder Bewusstheit verwechselt. Wer sich heutzutage nicht kritisch zeigt, gilt als unbewusst, nicht klar im Kopf. Im Gegenteil dazu steht eine häufig als »Unkritischsein« bezeichnete extrem positive Bewertung der Dinge mit der Tendenz, alles schön und verklärt zu sehen oder zu idealisieren: »Es gibt nur Gutes.« Dann trägt man eine rosa Brille oder gilt als blauäugig.

Transformation

> *Ich akzeptiere mich, die anderen und das Leben*
> *ohne jegliche Bewertung.*

Um den Kritiker loslassen zu können, muss ich erst zu der Einsicht gelangen, wie ich mich und andere sehe. Das bedeutet, Nachsicht und Toleranz zu üben und Güte einkehren zu lassen. Vor allem geht es um die Entfaltung von Wertschätzung, die inneren Frieden herstellt. Dann kann ich meine eigene und der anderen Einzigartigkeit anerkennen und deren Wesenhaftigkeit sehen. Ich kann anerkennen, was ist. Es handelt sich dabei um ein Akzeptieren ohne jegliche Bewertung und eine sich entfaltende Achtsamkeit für das Leben und die Vollkommenheit des Seins. Ich darf dann die Weisheit der Schöpfung erkennen, die jedem Wesen seinen angemessenen Platz im großen Zusammenspiel gibt. So bin ich aufgerufen, den Reichtum und die Schönheit meiner Seele zu sehen und leuchten zu lassen.

MEISTER FAGUS UND DAS ORCHESTER

Schon als junger Mensch wollte Meister Fagus unbedingt Pianist werden. Kein anderes Instrument kam für ihn in Frage, denn alles außer Klaviermusik lehnte er ab. Durch beharrliches Üben erreichte er bald eine große Perfektion und kam ans Konservatorium. Selten umgab er sich mit anderen Menschen, kritisierte alles und jeden, vor allem Kommilitonen, die ein anderes Instrument spielten als er. Durch seine Arroganz und Kritiksucht hatte Meister Fagus bald kaum noch Kontakt zu anderen Menschen. Was seinen Ansichten nicht genau entsprach, wurde rundweg abgelehnt.

Als Meister Fagus bereits ein bekannter Solopianist war, bot ihm ein berühmter Dirigent an, seinem Orchester beizutreten. Der Meister war empört: »Wie können Sie glauben, dass ich meine Musik durch andere herabsetzen lasse? Meine Musik zählt nur für sich allein.« Der Dirigent war erstaunt: »Oh, Sie halten sich für den Mittelpunkt der Welt! Oder vielleicht für Gott?« Meister Fagus war außer sich vor Wut.

Einige Zeit später ereilte den Meister eine rätselhafte Krankheit: Die Finger schmerzten und wurden steif, mit dem Klavierspielen war es vorbei. Sämtliche Therapieversuche gingen ins Leere und Meister Fagus war völlig verzweifelt. Durch die Krankheit wurde ihm das Einzige genommen, was er im Leben geliebt hatte: das Klavierspielen.

Nun machte er lange Spaziergänge. Eines Tages kam er in einen Buchenwald und wurde plötzlich aus seinen finsteren Gedanken gerissen. Vorsichtig blickte er sich um und nahm zum ersten Mal bewusst seine Umgebung wahr: Der Wald erschien ihm wie eine majestätische Kathedrale mit einem Teppich aus strahlend roten Blättern. Die makellos glatten, hohen Baumstämme waren wie Säulen, auf denen das Dach der Baumkronen ruhte und kaum einen Sonnenstrahl zum Waldboden durchließ.

Meister Fagus war sehr berührt und auf seltsame Weise erinnerte ihn diese Landschaft an sein eigenes Wesen: Der Wald bestand einzig und allein aus Buchen, es gab nicht genügend Raum und Sonnenlicht, als dass auch andere Pflanzen sich hätten entwickeln können. Bestürzt stellte der Meister fest, dass auch er selbst kein andersartiges Wesen *neben sich duldete. Wer nicht genau so war wie er selbst, hatte in seinen Augen keine Daseinsberechtigung. Beschämt machte er sich auf den Heimweg.*

Dabei kam Meister Fagus durch einen Mischwald, wo die unterschiedlichsten Pflanzen in friedlicher Eintracht gediehen. Zum ersten Mal nahm er die belebende Vielfalt wahr: Außer Buchen wuchsen da Tannen und Fichten, Eichen und Holunder. Bunte Blumen und zarte Gräser bahnten sich ihren Weg ans Licht zwischen Beerensträuchern und kleinen Bäumchen. Jede Pflanze hatte ihren Platz, doch erst gemeinsam bildeten sie das Ganze des Waldes in seiner Vielfalt und Schönheit.

Meister Fagus erkannte, dass der Wald wie ein Orchester war: Jedes Instrument mit seinem ihm eigenen Klang hat seinen Platz und seinen Wert. Und erst im Zusammenspiel entfaltet sich der ganze Reichtum einer Sinfonie. Tief berührt sah der Meister, dass bislang der Buchenwald sein Leben gewesen war. Der Mischwald aber hatte ihm gezeigt, welche Schätze das Leben noch bereithielt. Er beschloss, fortan eine Buche im Mischwald zu sein.

Nach wenigen Stunden ließen die Schmerzen in seinen Fingern nach, die Gelenke wurden wieder beweglich und bald schon konnte Meister Fagus wieder Klavier spielen. Also bat er den Dirigenten um Aufnahme ins Orchester. Mit großer Freude fügte er sich ins Ensemble ein und konnte wahrnehmen, wie wunderbar sein nun sehr gefühlvolles Klavierspiel das Orchester bereicherte – und dass dies auch für jedes andere Instrument galt.

Immer mehr konnte Meister Fagus sich nun auch der Sinfonie des Lebens hingeben. Er erkannte, dass viele verschiedene Facetten das Leben ausmachen und dass auch er selbst und seine Seele in ganz verschiedenen Stimmlagen erklingen konnten. Nun begriff er die ganze Menschheit als Orchester – und der Dirigent war Gott. Fortan lebte Meister Fagus in tiefer Hingabe und Dankbarkeit, dass er als individuelles Instrument zum harmonischen Klang einer großen Sinfonie beitragen durfte.[26]

DER LEIDENDE

Allgemeines

In der Haltung des Leidenden gibt es nur Unglück: Alles, was das Leben beschert, ist mit Qual, Pein, Elend oder Schwäche verbunden. Es gibt keine Freude, alles ist hoffnungslos. Jede Erfahrung geht mit Kummer, Unglück und viel Schmerz einher. Wenn man leidet, erscheint es ganz unangemessen, glücklich zu sein. Denn sonst kann man sich ja nicht bemitleiden und bedauern.

Wer mit Schmerz identifiziert ist, kann eigenen Schmerz oder den eines anderen tragen. Dies kann einerseits Körperschmerz sein, der von Krankheit, Unfall oder Gewalteinwirkung, Auszehrung, Kälte oder Strapazen herrührt. Andererseits kann es auch Seelenschmerz sein, etwa durch nicht erfahrene oder nicht ausgedrückte Liebe und Zuneigung. Alle Arten von Entbehrung, Entwürdigung oder auch Demütigung können zum Empfinden von Schmerz, Leid und Unglücklichsein führen.

Mancher kann andere Wesen nicht leiden sehen. Er sieht den Schmerz, den der andere leidet, und kann diesen Schmerz nachempfinden. Sehr wahrscheinlich hat er selbst ähnlichen Schmerz erlebt. Er will dem anderen geben, was er selbst gebraucht hätte. Dies ist der Schmerz des verletzten Kindes. Ihn haben wir als kleine Kinder erfahren, als wir einen Teil von uns verdrängen mussten, um akzeptabel für die Gemeinschaft zu sein oder in Krisen überleben zu können. Das »verletzte Kind« kann jahrzehntelang unbemerkt in uns weinen. Erfahren wir dann als Erwachse einen Mangel an Zuwendung, dann macht sich das verletzte Kind wieder bemerkbar und will unbedingt gehört und getröstet werden.

Überzeugungssätze

Wie der Leidende sich selber sieht:
Ich darf mich nicht freuen. Ich muss so schrecklich leiden! In meinem Leben gibt es keine Freude. Ich bin immer unglücklich. Ich glaube nicht an Glück. Mir darf es nicht gut gehen. Mir geht es am schlechtesten. Ich tu mir so Leid. Was mich nicht umbringt, macht mich hart. Ich bin hart im Nehmen. Mit mir kann man es ja machen! Mir tut alles so weh. Alles, was ich erlebe, schmerzt mich.

Wie der Leidende andere und das Leben sieht:
Das Leben ist ein Jammertal. Leben ist Leiden und Schmerz. Liebe ist Schmerz. Das Leben ist eine Last. Du sollst keine Schmerzen haben. Ich sage das nicht, damit ich dich nicht verletze.

Abgrenzung

Im Gegensatz zum »armen Opfer« gibt der Leidende nicht anderen die Schuld an seinem Unglück. Er lebt in Freudlosigkeit, ohne andere dafür verantwortlich zu machen. Das bestimmende Gefühl ist Leiden. Wut wird meist unterdrückt. Beim armen Opfer dagegen gehören auch Wut und Ärger zum Gefühlsspektrum.

Transformation

> *Ich lasse Glück in meinem Leben zu. Ich erkenne*
> *mein eigenes Glück an.*

Wenn ich bereit bin, mich von Schmerz und Leiden zu verabschieden, muss ich den Empfindungen Raum geben, die mir erlauben, meine eigenen Verletzungen und vor allem die verdrängten Bedürfnisse vollständig anzuerkennen. Was hätte ich damals wirklich gebraucht? Kann das eigene Bedürfnis Würdigung finden, fällt der Schmerz in sich zusammen und es tritt Erleichterung ein. Dies kann sich in eine Freiheit von Schmerz umkehren. Dann stellen sich Gelöstheit und Weichheit ein und der Lebensfluss im Körper ist wieder gegenwärtig. Man erkennt: Schmerz ist nicht das Schlimmste oder Einzige, was ich erfahren oder fühlen kann.

Um den Zustand des Leidenden zu überwinden, muss ich mir auch darüber klar werden, welche Bedeutung Glück in meinem Leben hat: Habe ich vielleicht Angst davor, glücklich zu sein? Bin ich bereit, das Glück in mein Leben einzuladen? Kann ich wirklich anerkennen, dass es außer Leid noch ganz andere Lebensqualitäten gibt? Um sich von der Haltung des Leidenden zu befreien, ist es wichtig, mich selbst sehr gründlich zu erforschen und herauszufinden, was mich überhaupt glücklich macht, was die Seele zum Schwingen und Jubeln bringt. Und wenn mir dann nichts mehr zu meinem Glück fehlt, wenn ich mich vollständig und ganz fühle, will ich das Glück des Lebendigseins auch an andere verströmen.

Fallbeispiel: Laura

Laura, 49 Jahre alt, ist seit zwölf Jahren bei mir in Behandlung. Sie ist leitende Kommissarin in einer UNO-Unterorganisation und geschieden. In den letzten zwei Jahren wurde die häusliche Situation für Laura sehr belastend: Ihre erwachsene Tochter und deren Partner leben mit ihr im Haus. Zusätzlich bot sie ihrem Bruder in der Trennungsphase von seiner Frau vorübergehend ein Zimmer an. Inzwischen ist auch sein 12-jähriger Sohn da. Lauras heutiger Partner dagegen lebt zwar auch phasenweise mit im Haus, ist aber viel auf Reisen und kann sich ihr nur sehr begrenzt zuwenden.

Nach langer Pause kam Laura nun wieder in meine Sprechstunde. Sie erzählt, dass sie seit knapp drei Jahren immer wieder an extremen Bauchschmerzen leidet, die gelegentlich und unberechenbar zu explosionsartigen Durchfällen führen. Die Bauchschmerzen begannen, als sie vor einiger Zeit eine weitere Trennung nach der Scheidung durchlebte, in der sie unter extremen Verlustängsten litt. Außerdem glaubt Laura, bestimmte Nahrungsmittel nicht zu vertragen. In letzter Zeit lagert sie Wasser im Körper ein und nimmt ständig an Gewicht zu.

Nachteile: Laura hat ein geschwächtes Selbstwertgefühl. Immer wieder ging sie zum Arzt, der aber keine Diagnose stellen konnte. Deshalb fühlt sie sich mit den körperlichen Beschwerden nicht ernst genommen. Auf ihre Wohnsituation bezogen, sieht sie sich von ihren Mitmenschen ausgenutzt. Sie empfindet, dass der Bruder ihr seine ungelösten Probleme aufbürdet. So soll Laura nach der Arbeit seinen Jungen versorgen und beschäftigen. Sie fühlt sich mit den Problemen der anderen völlig überfordert und allein gelassen. Obwohl aber die anderen mit ihr unachtsam und rücksichtslos umgehen, unterdrückt Laura ihre Wut. Sie kann sich gegen die schwere Last nicht zur Wehr setzen.

Vorteile: Durch die empfundene körperliche Schwere mag Laura nicht unter Leute gehen, weil sie sich unsicher fühlt. Essen verträgt sie nur noch, wenn sie alleine isst. Dahinter steht, dass sie in Wirklichkeit ihre Ruhe haben will. Dies sagt sie aber nicht, damit sie keiner kritisiert: »Vor anderen würde ich gern verbergen, dass ich wütend oder beleidigt bin. Ich schäme mich nämlich für meinen Kummer und den Kummerspeck.«

Grundhaltung: »Ich habe kein Recht auf ein eigenes glückliches Leben.«

Weg zur Einsicht: Im Grunde ist Laura zutiefst verletzt und glaubt, das nicht zeigen zu dürfen. Sie meint, sie müsse ständig das ihr gemäße Lebensgefühl – nämlich dass sie mehr Raum für sich selbst braucht – zurücknehmen. Eigentlich ist ihr Zuhause für sie die einzig vermeintlich sichere Welt. »Aber noch nicht einmal dort kann ich so leben, wie ich will. Die lassen mir keine Luft zum Atmen.«

Der Schmerz der anderen scheint in Lauras Leben zu dominieren. Sie lenkt sich vom eigenen Kummer ab, indem sie sich um andere kümmert. Jetzt erst sieht sie, dass sie die letzte Trennung noch nicht verkraftet hat. Sie fühlte sich vom damaligen Partner total allein gelassen und unmittelbar nach der Trennung begann sich ihre Wohnsituation derart zu verstricken. Es tauchen Erinnerungen auf: Laura hat in der Kindheit zu wenig Zuwendung bekommen. Sie hat damals so sehr gelitten, dass sie heute andere nicht leiden sehen kann. »Ich kann überhaupt ganz schwer akzeptieren, dass es so wenig Zuwendung gibt. Ich habe keine Kraft mehr für mich, weil ich sie ständig an andere vergeude. Eigentlich geht es mir am besten, wenn ich alleine bin!«

Bewusste Einsicht: Laura erkennt, dass sie mehr Bewusstsein für ihr Bedürfnis nach eigenem Raum entwickeln muss und dass sie die Probleme der anderen nicht lösen kann. Außerdem muss sie anerkennen, dass sie als ersten Schritt zur Heilung ihren Schmerz würdigen und verdauen muss und das Leid anderer nicht so nah an sich heranlassen darf.

Transformation und Heilung: Nach diesem Erkenntnisprozess wird Laura bewusst, dass es an der Zeit ist, sich eine Wohnung für sich allein zu suchen. Parallel dazu hat sie eine höhere Bereitschaft entwickelt, sich mit ihrem Bruder und seinen Problemen auseinander zu setzen, und sich professionelle Hilfe vom Jugendamt geholt. Trotzdem tut ihr das Kind des Bruders leid, weil es schon so viel herumgeschubst wurde. Sie kann sich noch nicht von ihm distanzieren.

Laura hat jedoch völlig klar erkannt, dass es nicht ihre vornehmliche Aufgabe ist, sich um die Probleme anderer zu kümmern. Sie muss an erster Stelle für sich selbst stehen und zusehen, wie sie ihre eigenen ungelösten Probleme in Angriff nimmt.

Nach ein paar Wochen taucht Laura wieder in meiner Praxis auf. Sie strahlt, denn sie hat eine gemütliche Wohnung für sich allein gefunden und ist schon um fünf Kilo leichter. Sie lacht: »Jeder frühere Mitbewohner war mindestens ein Kilo schwer.« Laura kann aufatmen und ist glücklich über ihren Fortschritt.

WARUM WIR LEIDEN?

Der indische Meister wollte seinen Schülern erklären, dass der Hauptgrund, warum viele Leute unglücklich sind, darin zu suchen sei, dass sie eine erstaunliche, aber offensichtliche Befriedigung aus ihren Leiden gewinnen.

Er erzählte, wie er einmal mit dem Zug von Delhi nach Bombay gefahren war und dass sich diese Annahme zu bestätigen schien: Er verbrachte die Nacht im oberen Bett eines Liegewagens und es war ihm unmöglich, einzuschlafen. Denn von dem unteren Bett drang ein ständiges Stöhnen an sein Ohr: »Ach, bin ich durstig ... ach, bin ich durstig ...!«

Als das Stöhnen immer lauter wurde, kletterte der Meister schließlich die Leiter hinunter, ging durch den ganzen Zug zum Speisewagen, kaufte zwei Becher Tee, ging den langen Weg zu seinem Abteil zurück und reichte dem geplagten Mitreisenden die beiden Becher.

»Hier ist etwas zu trinken!« – »Wunderbar. Gott sei Dank!« Der Meister stieg die Leiter hinauf und streckte sich mit einem Seufzer aus. Kaum hatte er die Augen geschlossen, hörte er es von unten stöhnen: »Ach Gott, war ich durstig ..., oh weh, war ich durstig!«[27]

Der Denker

Allgemeines

Ein Denker versucht, »im Kopf« zu überleben. Sein Leben spielt sich ohne sein bewusstes Wahrnehmen in den gedanklichen Dimensionen des Verstandes ab. Der Denker versucht, Probleme durch Nachdenken zu lösen, beispielsweise durch Intellektualisieren, Philosophieren oder auch durch Zwangsgedanken, also durch einen unkontrollierten Ansturm von Gedanken. Das ständige Denken hat auch zur Folge, dass vieles vor anderen zurückgehalten wird. Statt etwas zu kommunizieren, wird es nur für sich gedacht.

Die Tatsache, dass der Denker vollständig mit den Inhalten seiner Gedanken, Konzepte und Ideen identifiziert ist, hat auch eine einschneidende Wirkung auf sein Körperempfinden. Durch die ständige Beschäftigung mit Gedanken zieht sich der Denker mit seinem Bewusstsein immer mehr aus seinem Körper zurück. Dies trifft heute auf sehr viele Menschen zu, denn nur noch wenige arbeiten tatsächlich mit dem Körper und viele haben auch sonst kaum Gelegenheit, im alltäglichen Ablauf ihren Körper zu spüren. Technologische Errungenschaften wie das Internet machen es möglich, ohne den Körper durch virtuelle Räume zu reisen. All diese Faktoren unterstützen ein mangelndes Körper-Bewusstsein.

Dies hat auch Folgen für zwischenmenschliche Beziehungen, denn übermäßiges Denken schafft unweigerlich Distanz. Beim Typus des Denkers kann das Aufhalten im Reich der Gedanken so überhand nehmen, dass es zum fast vollständigen Empfindungsverlust kommt und so auch die Wahrnehmung von Freude aus seinem Leben weicht.

Überzeugungssätze

Wie der Denker sich selber sieht:
Ich denke, also bin ich. Mit Denken kann ich alles erreichen. Das muss ich durchdenken. Ich bin nur im Kopf. Wenn ich etwas erreichen will, muss ich Köpfchen haben. Man muss nicht alles sagen, was man denkt. Ich denke mir meinen Teil.

Wie der Denker andere sieht:
Die Gedanken sind frei. Das hältst du im Kopf nicht aus! Denk doch mal mit! Sei nicht so gedankenlos! Schalte mal deinen Kopf ein. Sei nicht so dumm. Mensch, bist du blöde. Überlege dir das.

Transformation

> *Ich erkenne, dass ich das Ganze bin.*

Eine umgangssprachliche Weisheit lautet: »Es kommt alles anders, als man denkt.« Dies bedeutet natürlich nicht, dass wir nicht zur rechten Zeit unsere Vernunft einsetzen sollen. Es besagt vielmehr, dass wir uns um die Geschehnisse des Lebens nicht zu viele Gedanken zu machen brauchen, weil wir sonst das Eigentliche verpassen. Das Leben findet *jetzt*, im Augenblick statt und ist vollständig und ganz. Das Denken ist nur ein Teil unserer geistigen Dimension und solange wir denken, können wir das Leben nicht direkt und umfassend empfinden.

Wir lösen uns aus dem reinen Denken, wenn wir anerkennen, dass wir keine Vollständigkeit verkörpern können ohne den Leib, die Empfindungen und unser spirituelles Wesen. Wir sind die Ganzheit. Wir vernetzen uns mit allem, was ist. Wir sind nicht voneinander getrennt. Wir leben in dem Bewusstsein, dass wir alle der gleichen Quelle entspringen und zu ihr zurückkehren. Das ist das Leben und das sind wir.

Fallbeispiel: Ludmilla

Ludmilla ist 38 Jahre alt, hat drei Töchter und ist seit kurzem mit dem Vater ihrer Töchter verheiratet. Sie ist Naturwissenschaftlerin und hat eine Professur für Mathematik an einer Hochschule. Als sie in meine Praxis kam, litt sie unter einer Vergrößerung der Schilddrüse, die sie auf Anraten eines Internisten bald operieren lassen sollte.

Ludmilla berichtet, wie sie vor einem Jahr – gerade in einer neuen Wohnung angekommen – vor dem Spiegel stand und ihren dicken Hals entdeckte. »Wieso habe ich den vorher nicht gesehen«, fragte sie sich, »habe ich das schon lange?« Hinter Ludmilla liegt eine höchst strapaziöse Zeit und sie steht unter extremem zeitlichen Druck: Die Kinder sind klein, der Ehemann bereitet sich auf die Meisterprüfung vor, die Hochschule zerrt an ihr und den Umbau der Eigentumswohnung sowie den Umzug hat sie auch noch nicht verkraftet.

Ludmilla sagt über sich: »Wenn ich mich in geistige Arbeiten vertiefe oder unterrichte, spüre ich meinen Körper nicht.« Allerdings hat sie festgestellt, dass sie nach den Vorlesungen öfter einmal heiser ist – insbesondere nach den Semesterferien.

Nachteile: »Ich war immer nur gescheit, aber nie jung und schön«, sagt Ludmilla. »Ich bin vollkommen überlastet mit der Kombination Kinder – Arbeit – Ehe.« Jede zusätzliche Belastung wirft sie aus der Bahn. Sie hat keinen Spielraum für sich und es ist keinerlei Entlastung in Sicht. Ein dicker Hals ist nicht schön, und würde ihre Stimme Schaden nehmen, könnte sie ihre Lehrtätigkeit nicht mehr ausüben. Wenn sie mit ihrer Arbeit aufhören müsste, verlöre sie den Kontakt zur Welt, was Ludmilla als depressives Versinken im Hausfrauen- und Mutterdasein betrachtet.

Vorteile: »Wenn ich krank bin, besinne ich mich auf mich selbst. Ich darf mir Hilfe holen und verzweifelt sein.« Im Empfinden ihrer Krankheitssymptome kann Ludmilla plötzlich sehen, dass sie nur noch im Kopf ist. Sie fühlt sich, ihren Körper, den Partner und die Kinder nicht mehr. Nun wird ihr bewusst, dass sie immer noch Vaters herausragende Musterschülerin sein will. Sie hat als Kind sehr seine Nähe und Anerkennung gesucht und konnte diese nur über geistige Leistungen finden.

Grundhaltung: »Ich will in jeder Hinsicht immer Herausragendes leisten. Das bedeutet eine unglaubliche Anstrengung. Es gibt nichts Erfreuliches zu spüren.«

Weg zur Einsicht: Ludmilla erkennt, dass sie immer noch über herausragende geistige Leistungen anerkannt werden will. Dabei bräuchte sie wirklich Zeit für sich, um sich zu spüren. Eine ihr lange bekannte Haltung beschreibt ihre mangelnde Beziehung zum eigenen Körper: »Wenn ich geistig aktiv bin, gibt es nur noch Denken.« Die Auswirkungen waren ihr jedoch nie bewusst: »Mein Kopf ist mit dem Körper nicht verbunden. Kopf und Herz kommen nicht zusammen. Der Kopf ist nicht bereit, sich ins Sein hineinfallen zu lassen.«

Geistige Leistungen sind eine individuelle Fähigkeit und Neigung Ludmillas. Allerdings besteht die Gefahr, dass das Denken sie vom direkten Empfinden des Seins abschneidet. Mit der Zeit erkennt Ludmilla: »Es erfordert sehr viel Demut, immer wieder bei mir selbst anzufangen. Der Anfang ist, dem Selbst-Empfinden zu erlauben, in mir Platz zu nehmen. Irgendwann ist es zu spät zum Leben!« Körper, Geist und Herz müssen also zusammenkommen, sonst verliert Ludmilla den Kontakt zum wirklichen Leben.

Bewusste Einsicht: Die Sprache des Körpers führt Ludmilla zu einer Erkenntnis, die bisher nicht möglich war: »Die Schilddrüse möchte, dass ich mein Leben lebe. Es würde sonst in grauer Freudlosigkeit versinken. Ich kann das Leben nicht auf später verschieben. Ich bin das Leben und das ist viel wissender als wissenschaftliche Intelligenz.«

Transformation und Heilung: Ludmilla brauchte Monate, um diese Erkenntnisse zu verdauen. Der Alltag brauste erneut über sie hinweg. Nachdem ein neues Semester begonnen hatte und sie wieder in den Verpflichtungen versank, rettete sie jedoch in der größten Not ein Gehörsturz, der sie zwang, ihre Erkenntnisse zu vertiefen. Sie musste und konnte anerkennen, dass die Verpflichtungen abgebaut werden müssen, weil sie sich sonst die »Lebensintelligenz« in sich abschneidet. Danach tauchte eine neue Frage auf: »Wo ist Platz für die Frau und die Weiblichkeit in meinem Leben? Wenn ich alt bin, will ich eine weise Frau sein.« An dieser Stelle hält Ludmilla inne, sie empfindet und erfährt etwas. Nach einigen stillen Momenten leuchtet es lebendig in ihren Augen. »Die Weisheit bin ich, wenn ich alles bin: Körper und Geist, Herz und Bewusstsein. Das ist weise und Leben – jenseits von gedanklicher Leistung.«

Eine Schilddrüsenoperation musste bisher nicht durchgeführt werden.

DER AUSGESTOSSENE

Allgemeines

Ausweglosigkeit, Handlungsunfähigkeit, Orientierungslosigkeit oder Kontrollverlust sind Situationen, in denen wir scheinbar nichts mehr tun können. Es ist im Grunde ein Zustand, in dem wir ausgeliefert oder vollkommen auf einen anderen angewiesen sind.

Zur Haltung des Ausgestoßenseins kann es kommen, wenn sich solche Erfahrungen von Ausweglosigkeit zusammen mit einer für sich selbst unakzeptablen Emotion – meistens Scham – im Unbewussten einnistet. Beispielsweise verspüren kleine Kinder im Alter von drei bis fünf Jahren eine natürliche, unbekümmerte Entdeckerfreude, die sie unbedingt ausleben möchten. Ihre Eltern reagieren jedoch sehr unterschiedlich darauf: Manche genieren sich für das »ungehörige« Benehmen ihres Kindes oder sind ärgerlich, weil sie dem Kind nachlaufen müssen. Andere befürchten, dass ihrem Sprössling etwas zustoßen könnte. Nun sind aber kleine Kinder, vor allem Mädchen, äußerst empfänglich für die Gefühlsregungen ihrer Eltern. Wenn sie für unternehmungslustiges Verhalten getadelt oder beschämt werden, hinterlässt dies einen bleibenden Eindruck, weil die meisten Kinder den Gefühlen der Eltern höhere Beachtung schenken als den eigenen.

Beschämung löst körperliche Reaktionen von Hilflosigkeit und Unterwerfung aus, die instinkthaft über die archaischen Hirnanteile verschaltet sind. Zu den physischen Reaktionen gehören Erröten, flache Atmung, Abwenden und Verdrehen der Augen oder ein Drang, sich verstecken zu müssen. Scham gilt als Schlüsselemotion, die so peinlich ist, dass man sie nie wieder erleben möchte. Als ein isolierendes Gefühl regelt sie, was innerhalb der Gemeinschaft nicht akzeptabel ist. Wer sich dem widersetzt, riskiert Beziehungsverlust. Das Kind verdrängt also sein angeborenes Selbstvertrauen zugunsten der elterlichen Emotion. Die eingeschränkte Selbstständigkeit wird dann genau an die beschämende Erfahrung gekoppelt sein, die mit einer bestimmten Botschaft einhergeht, wie beispielsweise: »Ein Mädchen macht so etwas nicht« oder »Ein Junge weint doch nicht«.

Ein sich derart ausgestoßen Fühlender hat kein Selbstvertrauen und hält sich für unfähig, in der Welt und im Leben zu bestehen. Er glaubt nicht daran, Veränderungen bewirken zu können, und zeigt sich vor allem passiv und pessimistisch. Dabei ist er sehr schnell gestresst und resigniert bei der kleinsten Schwierigkeit. Dies hat tief greifende Folgen auf seine Kontaktfähigkeit.

Überzeugungssätze

Wie der Ausgestoßene sich selber sieht:
Mir fällt nichts mehr ein. Ich bin ratlos. Ich kann überhaupt nichts. Ich bin wie gelähmt. Ich bin total geschockt! Ich bin vollkommen gestresst. Was soll ich jetzt machen? Ich habe keine Ahnung. Ich kann das nicht. Ich weiß nicht, wie es weitergeht. Ich traue mich nicht. Ich kann nicht weiter. Ich habe keine Chance.

Wie der Ausgestoßene das Leben sieht:
Da kann man nichts machen. Das ist vollkommen aussichtslos. Das macht man nicht. Hier gibt es keine Hoffnung. Es hat alles keinen Sinn.

Abgrenzung

Gefühle von vollständiger Ohnmacht und Hilflosigkeit sind ein Aspekt des Lebens und äußerst existenziell. Sie werden vor allem in für den Körper bedrohlichen Situationen (Gefahr, Furcht, Bedrohung) stimuliert.

Transformation

> *Ich lasse los. Dein Wille geschehe. Selbstvertrauen ist Gottvertrauen.*

Wenn Ausweglosigkeit und Ausgeliefertsein akzeptiert werden wollen, verlangt dies vollkommene Hingabe und Mitgefühl. Das erfordert eine große Achtsamkeit und die Bereitschaft, Ohnmacht und Verletzlichkeit als eine menschliche Erfahrung zu akzeptieren. Ich erkenne an, dass das Leben Erfahrungen bereithält, die ich nur in Demut annehmen kann. Dafür öffne ich mich. Wenn ich am Punkt der bedingungslosen Hingabe angelangt bin, keimt die Hoffnung auf, dass ich wieder mit meiner inneren Führung – mit mir selbst – in Kontakt treten kann. Dann fügen sich die Dinge ganz von selbst. Dann bin ich eins mit der Weisheit: »Hilf dir selbst, dann hilft dir Gott.« So wächst Selbstvertrauen in das Gottvertrauen hinein.

Fallbeispiel: Noah

Noah, 48 Jahre alt, ist homosexuell und wurde 1984 mit HIV infiziert. Für ihn bedeutet dies körperliche Beeinträchtigungen wie Abwehrschwäche, Abgeschlagenheit, Müdigkeit und Durchfälle. Noah ist beruflich sehr erfolgreich, eng eingebunden in Termine und Verpflichtungen und fühlt sich schnell gestresst.

Als Kind fühlte Noah oft eine Grundstimmung von Scham und Bedrängnis sowie Ausgrenzung und Kontaktverlust, die jedoch nicht als konkrete Einzelereignisse erinnerlich sind. Eindeutig ist für ihn, dass er von Mutter und Großmutter immer wieder heftig emotional attackiert, beschämt und ausgegrenzt wurde. Die Gemütszustände und Empfindungen seiner Kindheit scheinen sehr schmerzhaft und peinlich gewesen zu sein, denn es fällt ihm schwer, sie aufzuspüren.

Im Alter von 30 Jahren, als er über Aids noch gar nichts wusste, wurde Noah von einem Mann infiziert. Wenige Monate danach erst ließ er einen HIV-Test machen. Das Ergebnis glaubte er damals nicht zu verkraften, weshalb er nicht zum Kontrolltest ging, den ein Arzt angeraten hatte. Als er sechs Jahre danach an einer Lungenentzündung erkrankte, war seine Bereitschaft gewachsen, das Ergebnis zu akzeptieren. Es bedeutete für ihn ein allmähliches Annähern und Bewusstwerden, was die Krankheit »mit ihm wollte«, bis er selbst Schritt für Schritt auf seine Themen und Lebenshaltungen aufmerksam wurde.

Nachteile: Noah hat in erster Linie Angst vor Ablehnung und beschämenden Gefühlen. Er erfährt häufig Ausgrenzung, indem er zum Beispiel von privaten Altersversorgungen ausgeschlossen ist und nicht beamtet werden kann. Selbst im Freundeskreis gibt es manchmal schwierige Situationen. So möchte eine seiner Freundinnen nicht bei ihm zu Hause essen. Am Arbeitsplatz kann Noah sich nicht offenbaren, wenn über Krankheit und persönliche Themen gesprochen wird.

Vorteile: Im Laufe der Jahre hat Noah eine Bereitschaft entwickelt, zu lauschen, was sein Körper ihm durch die Krankheit sagen will. Er lernte, mehr auf seine Gesundheit und Lebensweise zu achten und ein neues, anderes Körpergefühl zu entwickeln. Die Krankheit zwingt ihn, im Augenblick zu leben und nicht an die Zukunft zu denken. Dies steigert seine Lebensqualität: Noah lebt bewusster und intensiver.

Grundhaltung: »Ich bin Ausgrenzung und Übergriffen schutzlos ausgeliefert.«

Weg zur Einsicht: Die HIV-Infektion bietet Noah die Möglichkeit, eine angemessene Distanz zu anderen zu bekommen, denn die Angst vor der Infektion ist bei vielen Menschen immer noch sehr groß. In seinem gesamten Erkenntnisprozess ist er bereit, sich voll und ganz seiner Krankheit zu öffnen und sich darin anzunehmen. In solchen Momenten erfährt er sich selbst unmittelbar und direkt. Noah erkennt, dass sein menschliches Wesen weit über seine Krankheit und den Körper hinausreicht. Die HIV-Infektion hilft ihm, mit Wahrheit im Kontakt zu sein.

Bewusste Einsicht: Noah hat erkannt, dass eine Krankheit nur so viel Bedeutung hat, wie er ihr gibt: »Ich brauche mich nicht mit der Krankheit zu identifizieren. Mein Leiden hängt davon ab, wie viel Gewicht ich der Krankheit gebe. Ihr Name ist ohne Bedeutung, weil ich mehr bin als mein Körper. In Wahrheit bin ich frei.« Diese Erkenntnis erlaubt ihm, mehr Bewusstsein zu schaffen und inneren Frieden zu entfalten.

Transformation und Heilung: Die Erkenntnis, nicht sein Körper und nicht seine Krankheit zu sein, hat Noah die Freiheit gegeben, sich deshalb nicht mehr vor anderen zu verstecken. Er fühlt sich der Krankheit und dem beschämenden und ausgrenzenden Urteil anderer nicht mehr ausgeliefert. Diese Freiheit erlaubt ihm, sich zu zeigen und – wenn er dies möchte – mit sich und anderen wirklich in Kontakt zu kommen. Es sind mehr Nähe und Wahrhaftigkeit möglich, weil Noah durch die Krankheit in dem Bewusstsein lebt, seine wahre göttliche Natur zeigen zu dürfen. Dies ist seine seelische Heilung. Das körperliche Befinden ist dadurch zusehends stabiler geworden.

DER ANGSTERFÜLLTE

Allgemeines

Hinter der Angst steckt häufig eine subjektive Erfahrung, die lange zurückliegen kann. Diese muss nicht zwangsläufig bewusst sein. Kommt der Mensch im Verlauf seines Lebens in eine ähnlich bedrängende Situation, zeigen sich spontan Zeichen von Unruhe, Unsicherheit und Erregungszustände.

Der Angsterfüllte empfindet alles als Bedrohung, auch wenn objektiv gesehen keine konkrete Gefahr besteht. In der Angst, etwas nicht zu schaffen oder zu bekommen, stehen Verlustängste besonders oft im Mittelpunkt des ängstlichen Erlebens: Es gibt Versagensängste, Erwartungsangst, Angst vor Isolation oder Ausgrenzung, Platzangst, Höhenangst, Flugangst, Krebsangst. Außerdem gibt es Angst vor Liebesentzug oder Verlassensängste. Auch die Angst vor dem Verlust des Ansehens und davor, was andere über ihn denken oder sagen könnten, kann eine große Belastung für den Angsterfüllten sein. Sehr verbreitet ist auch die Angst vor zu heftigen Gefühlen. Ängste sind immer, wie erwähnt, an meist unbewusste Erinnerungen unerträglicher oder bedrängender Erfahrungen gekoppelt.

Überzeugungssätze

Wie der Angsterfüllte sich selber sieht:
Lass mich nicht allein. Tu mir das nicht an. Ich schaffe das nicht! Ich steige nicht in einen Aufzug. Ich brauche unbedingt eine Grippeimpfung. Ich kann nicht alleine leben. Ich esse grundsätzlich kein Fleisch. Ich gehe nicht Skifahren, denn das ist zu gefährlich. Mit einem Aidskranken setze ich mich nicht an einen Tisch. Ich könnte krank werden. Ich muss mich gut versichern. Ich traue mich nicht. Ich brauche ganz regelmäßig etwas zu essen.

Wie der Angsterfüllte das Leben sieht:
Hoffentlich passiert meinen Kindern nichts. Mach keine gefährlichen Sachen. Du darfst nichts Kaltes trinken. Zieh deine Strümpfe an. Pass gut auf dich auf. Das Leben ist gefährlich.

Abgrenzung

Angst und Furcht werden fälschlicherweise häufig als ein und dasselbe Phänomen bezeichnet. Im Unterschied zur Angst (*lat.* angustus = eng) ist die Furcht jedoch ein Gefühl von Bedrohtsein, das auf eine konkrete Gefahr bezogen ist. Angst dagegen ist ein unangenehm empfundener Erregungszustand, der mit Bewusstseins-, Denk- und Wahrnehmungsstörungen einhergeht und körperliche Reaktionen aufweist. Dazu gehören Unsicherheit und Unruhe, die sich körperlich als Anstieg der Herz- und Atemfrequenz, Schwitzen oder Frösteln zeigen und in verstärkter Darm- und Blasenreaktion. Diese Begleiterscheinungen drücken das Empfinden von Bedrängnis und Enge aus.

Transformation

> *Es gibt keinen Grund für Angst. In Wahrheit bin ich sicher.*

Aus der Kindheit kennt jeder Mensch die Erfahrung, bestimmten Situationen schutzlos ausgeliefert zu sein. Daran ist nichts Ungewöhnliches, und doch ist es im Verlauf des Lebens immer wieder ein Risiko, sich ganz der Schutzlosigkeit auszuliefern. Es geht um das Vertrauen, dass mir in Wirklichkeit nichts passieren kann. Es gilt zu erkennen, dass Angst nur eine Erinnerung oder Idee ist. Wenn ich wirklich leben möchte, muss ich wieder berührbar und schutzlos werden.

Wenn dann wieder Angst aufkommt, kann ich sie begrüßen und schauen, was sichtbar wird, wenn ich in der Angst ganz ruhig werde und still bleibe. Ich kann mir bewusst machen, dass mir nichts passiert, wenn ich mit meiner Aufmerksamkeit ganz gegenwärtig bin.

Dann kann ich mir begegnen an dem Ort meiner Seele, bevor die Unsicherheit da war. So finde ich mich in meiner Echtheit und dem, was mir wirklich gut tut und mich vervollständigt. Ich erkenne: Es gibt in Wahrheit keinen Grund für Angst, denn in der tiefsten Natur meiner Seele bin ich unzerstörbar. Darauf darf ich vertrauen und ganz und gar zu mir stehen. Ich bin.

Fallbeispiel: Clarissa

Clarissa ist 40 Jahre alt und sporadisch schon seit mehr als zehn Jahren bei mir in Behandlung. Immer wenn es Turbulenzen in ihrem Leben gab, erschien sie in der Praxis. Inzwischen ist sie Mutter von zwei kleinen Kindern und lebt unverheiratet mit dem Vater ihrer Kinder in einer bewegten Beziehung, in der ab und zu Verlustängste aufkommen.

Zu Clarissas Krankengeschichte gehören ein Gehörsturz mit nachfolgenden Ohrgeräuschen (Tinnitus), eine Schilddrüsenvergrößerung und ein bösartiger Hauttumor, der sich kurz nach der ersten Schwangerschaft einstellte.

Ihren ersten Hörsturz hatte Clarissa im Alter von 27 Jahren. Damals war sie im Beruf extrem gefordert, hatte keine Partnerschaft und ihre engste Freundin war aus der Stadt weggezogen. Clarissa fühlte sich sehr einsam und wollte ganz schnell ihre Lebenssituation verändern. Zu dieser Zeit trennten sich auch ihre Eltern nach langjähriger Ehe. Clarissa zog in eine Wohngemeinschaft und suchte sich einen Partner, weil sie sich nach Geborgenheit sehnte. Diese Beziehung ging in die Brüche, doch bald lernte Clarissa ihren heutigen Partner kennen.

Zurzeit hat sie wieder einmal sehr viel um die Ohren. Die Kinder sind klein und Clarissa schafft nicht alles allein. Manchmal hilft ihr Ihre Mutter, aber es gibt Spannungen zwischen den

Frauen. Clarissa empfindet die Mutter als überkritisch und wenig herzlich. Sie hat oft Angst. Sie leidet unter Ohrgeräuschen und fürchtet, sie könne taub werden. Darüber spricht sie jedoch kaum.

Nachteile: »Wenn ich mich einsam fühle, sind die Ohrgeräusche ganz laut und dann kann ich nicht schlafen. Ich habe Angst, allein zu sein und meine Hörfähigkeit zu verlieren. Ich kann niemandem sagen, wie hilflos ich mich fühle; es hört mich keiner. Ich brauche aber Menschen um mich, die mich hören.« Durch die Beschäftigung mit dem Thema erinnert sich Clarissa plötzlich an das Internat, in das sie geschickt wurde, als sie sieben Jahre alt war. Ihre Eltern lebten damals im Ausland und Clarissa sollte unbedingt eine deutsche Schule besuchen.

Vorteile: Clarissa kann sich an ihre Nöte und Ängste als kleines Mädchen erinnern. Endlich muss sie nicht mehr so tun, als ob alles ganz einfach wäre: »Jetzt könnte ich hinter das Ohrgeräusch hören und die Angst des kleinen Mädchens spüren. Aber ich weiß nicht, ob ich das wirklich spüren möchte. Die Kleine hat gelernt, so tapfer zu sein, denn das erwarteten meine Eltern von mir. Jetzt fühle ich eine Scham. Das ist ganz scheußlich, denn ich schäme mich für meine Sehnsucht nach der Mutter und nach Geborgenheit.« Nun glaubt sie zu verstehen, dass es für die kleine Clarissa gefährlich gewesen wäre, die Panik vor dem Alleinsein wirklich ganz zu spüren. Sie musste sich schützen.

Grundhaltung: »Ich habe Angst, verlassen zu werden und allein zu sein.«

Weg zur Einsicht: »Ich kann nicht klar und deutlich hören, weil ich befürchte, dass ich dann nur Angst höre.« Clarissas erkennt, was das Ohrgeräusch ihr sagen möchte: »Du wirst mich nicht los, bis du genau hinhörst: Angst kommt, wenn ein Kind einsam ist. Erkenne das an und nimm es einfach, wie es ist!« Die eigentliche Botschaft ist also, alles so zu nehmen, wie es kommt und wie es ist, auch die Angst eines kleinen Mädchens, das so früh auf sich allein gestellt war. Clarissa zögert: »Die Angst hat mich vollkommen verhärtet. Es ist wirklich nicht leicht anzuerkennen, wie schwer das alles für mich war.« Ich frage sie: »Kannst du jetzt würdigen, wie das für die kleine Clarissa war?« Sie hört in sich hinein und weint dann lange und herzzerreißend: »Hinter der Angst ist der Schmerz. Den muss ich zulassen. Dann löst sich die Angst auf. Ein kleines Kind darf Angst haben. Ich darf mich jetzt entspannen.«

Transformation und Heilung: In den darauf folgenden Monaten berichtet Clarissa, dass sich die Situation mit den Kindern und der Mutter sehr entspannt hat. Von der Mutter fühlt sie sich mehr angenommen und die kleine Tochter ist weniger ängstlich. Das Ohrgeräusch ist verschwunden und taucht nur noch ganz selten auf. Clarissa nimmt es dann als Hinweis, ganz genau »hinzuhören«, was ihre Intuition ihr sagen möchte.

DER MACHER

Allgemeines

Wenn sich ein Mensch im Handeln ausdrückt, wird er sichtbar durch seine Taten. Tatendrang ist eine natürliche Anlage, die nicht nur das Überleben sichert, sondern auch die Erfahrung von Freude und Befriedigung beschert. Der Mensch ist ein Macher, weil er mit seiner Kreativität die Welt gestalten will und sich so auf seine Weise ausdrückt. Das Umsetzen und Sichtbarmachen von Gedanken und Ideen ist ein Kulturgut und führt zu großartigen Leistungen, die Bewunderung und Staunen hervorrufen und andere zu neuen Ideen anregen können. Viele Menschen haben das Bedürfnis, sich auf diese Weise zu zeigen.

Ein anderer Aspekt dieser Thematik ist die Leistung: Manche Menschen leisten etwas und bekommen dafür ganz natürlich Anerkennung. Andere haben die Erfahrung gemacht, dass sie Liebe und Anerkennung erst dann bekommen, wenn sie etwas leisten. Für sie scheint es keine Daseinsberechtigung ohne Leistung zu geben.

Auch das Lösen von Problemen ist ein wichtiger Aspekt von Machen: Der Mensch gerät insbesondere dann in die Haltung des Machers, wenn er einen extremen Aktionismus gegen Angst und Ohnmacht entwickelt. Er möchte unbedingt das Problem von Not und Unsicherheit lösen. Irgendwann einmal war er gewiss selbst in der Situation, Hilfe oder Unterstützung zu brauchen. Deshalb möchte er sich anstrengen und etwas organisieren, um eine unerträgliche oder bedrängende Situation zu bekämpfen. Im Innern des Machers spielt sich ein Kampf gegen ein Ereignis ab, das er als unakzeptabel einschätzt. In der Haltung des Machers möchte der Mensch einen Missstand beseitigen und helfen. Das kann sich im Alltag auch äußern durch zwanghaftes Ordnungmachen, Unbedingt-reinigen-Müssen oder eine andere Art von überzogener Strukturierung.

Überzeugungssätze

Wie der Macher sich selber sieht:
Ich schaffe das schon. Ich muss unbedingt etwas dagegen tun! Das will ich bekämpfen. Ich will etwas tun. Ich möchte etwas bewirken. Lass mich das machen. Keiner macht es so gut wie ich. Ich kann das alleine.

Wie der Macher andere und das Leben sieht:
Augen zu und durch. Das musst du unbedingt machen! Nur nicht schlapp machen! Dass du mir bloß nicht schwächelst. Da musst du dich zusammenreißen! Streng dich an. Nur nicht aufgeben.

Abgrenzung

Häufig verbirgt sich der Macher auch hinter sehr edlen Haltungen, wie zum Beispiel der Retter, der Helfer, der allseits Tröstende. Andere Macher wiederum mischen sich offensichtlicher und weniger angenehm ein, indem sie alles besser wissen, sich überkompetent zeigen und sich für alles zuständig fühlen.

Transformation

> *Ich empfinde zuversichtliche Gelassenheit:*
> *Es wird sich alles fügen.*

Wenn der Mensch aufhören kann, ins Schicksal einzugreifen, entfaltet sich eine neue Qualität. Er kann erkennen, dass nicht alles in seiner Macht liegt. Dann darf er innehalten und sich fragen: »Ist es wirklich meine Aufgabe, hier etwas zu tun? Geht mich dieses Problem wirklich etwas an?« Der Mensch erkennt sein Bedürfnis, das Leid und die Not anderer abwenden zu wollen. Er kann sich nun in seinem Bemühen, anderen zu helfen und sie zu unterstützen, annehmen und würdigen und kann sein eigenes Bedürfnis nach Halt und Geborgenheit akzeptieren. Er versteht, wie sehr es ihn selbst beruhigt und ihm hilft, für andere eine Stütze zu sein.

Nach dieser Erkenntnis stellt sich die Gewissheit ein, dass er aus einem Strom von Zuversicht handeln kann. Jetzt darf er in dem Wissen innehalten und geschehen lassen, dass sich Schweres löst. Dies ist die Kreativität von Eingebungen: sich alles von selbst entwickeln zu lassen. Das kann auch bedeuten, zur kindlichen Unbekümmertheit zurückzukehren und aus sich heraus zu schöpfen. Mit der Offenheit des kindlichen Herzens, das bedingungslos empfindet, übergeben wir uns dem Strom des Seins. Im Fließenlassen entsteht ein Raum für das, was sich zeigen will. Das Staunen kehrt zurück über die Großartigkeit der Schöpfung, der man nichts hinzuzufügen braucht außer seinem eigenen Strahlen und Lachen.

Gott gebe mir die Gelassenheit, Dinge hinzunehmen, die ich nicht ändern kann, den Mut, Dinge zu ändern, die ich ändern kann, und die Weisheit, das eine vom anderen zu unterscheiden.[28]

Fallbeispiel: Anna

Anna, 70 Jahre alt, ist Mutter von vier erwachsenen Kindern, vielfache Großmutter und lebt mit ihrem inzwischen pensionierten Mann. Das Leben der großen Familie ist wesentlicher Inhalt ihres Lebens. Anna musiziert sehr gerne und singt mit Begeisterung in einem Chor, mit dem sie auch Reisen unternimmt.

Anna kommt seit 15 Jahren zu mir in die Praxis. Sie leidet an Herzbeschwerden (supraventrikuläre Extrasystolen), die sie als anfallsartige Herzunruhe mit Angstgefühlen wahrnimmt. Diese Anfälle traten in ihrem Leben episodisch auf. Zum ersten Mal geschah dies bereits, als sie 20 Jahre alt war. Damals musste ihre Mutter wegen einer klimakterischen Depression für längere Zeit ins Krankenhaus. Anna war damals schon in der Ausbildung und musste nun gleichzeitig ihre kleine dreijährige Schwester sowie ihren Bruder und ihren Vater versorgen. Als sie dann selbst in die Wechseljahre kam, traten die Herzanfälle erneut auf. Zurzeit hat sie viel Kummer mit ihrer obdachlosen Schwester, die ihr Leben kaum meistern kann, und wegen Auseinandersetzungen mit ihrem Bruder bezüglich der Schwester.

Nachteile: »Wenn ich mich hilflos und ausgeliefert fühle, tauchen negative Gedanken und Ängste auf. In schwierigen Situationen verlange ich von mir, für alles Verständnis zu haben. Manchmal bin ich so schwach, dass ich nicht kann, wie ich will. Dabei müsste ich mich doch um so vieles kümmern. Ich fühle mich immer verantwortlich dafür, für andere etwas zu tun.«

Vorteile: Anna hat nun Gelegenheit, sich ihre Situation bewusst zu machen: Sie sieht, dass sie die Last, die sie als junges Mädchen zu tragen hatte, und den dahinter liegenden Schmerz noch nie zuvor gewürdigt hat. In scheinbar ausweglosen Situationen muss sie anerkennen, dass sie nichts *tun* kann. Sie erkennt, wie sie bisher mit ihrem Herzschmerz umgegangen ist. Endlich darf Anna über die schweren Belastungen und schmerzhaften Erlebnisse sprechen: »Ich habe mich oft schuldig gefühlt, wenn ich einem anderen etwas Schweres nicht ersparen konnte. Dieser Schmerz ist zu viel für mich! Ich möchte gern in schwierigen Situationen ruhig bleiben können.«

Grundhaltung: »Ohne mich funktioniert gar nichts. Wenn ich es nicht mache, geschieht überhaupt nichts. Wenn es Probleme gibt, muss *ich* sie lösen.«

Weg zur Einsicht: Als Anna diese Überzeugungen wahrnimmt, wird ihr klar, dass sie sich noch immer wie die große Schwester von damals verhält, die sich für die Nöte der Familie und Geschwister zuständig fühlt, und die immer ins Machen geht, um Gefühle nicht wahrnehmen zu müssen. Damals musste sie ihre

Emotionen zurücknehmen, weil sie Angst hatte, von Ohnmacht und Hilflosigkeit überschwemmt zu werden. Emotionen haben für Anna also etwas mit Schwachsein zu tun. In der damals bedrängenden Lebenssituation war für sie Vertrauen ins Leben nicht möglich. Die einzige Lösung bestand im Machen: »Ich konnte nicht darauf vertrauen, dass die Dinge von selbst in Ordnung kommen.«

Bewusste Einsicht: Sobald Anna ihre Erfahrungen würdigen kann, entdeckt sie den großen Schmerz, den sie angesichts des Leids ihrer Schwester empfindet. Das macht sie vollkommen hilflos. »Ich löse Probleme, ich tue und mache, damit ich die Hilflosigkeit nicht spüre. Solange ich die Macherin bin, muss ich den Schmerz nicht ertragen. Weil für mich dieser Schmerz so unerträglich war, glaubte ich auch, dass ich alles tun muss, damit anderen Schmerz erspart wird.« Vor allem erkennt Anna, dass es die Vorstellung loszulassen gilt, alle Emotionen »im Griff« haben zu müssen.

Transformation und Heilung: Innerhalb ihrer Familiensituation traten noch ab und zu neue Konstellationen auf, in denen sie anerkennen musste, dass das Leben Erfahrungen bereithält, die durch Handlungen und das Lösen von Problemen nicht annehmbarer werden. Als Anna dann eines ihrer Enkelkinder verlor, konnte sie sich dem Schmerz bereitwilliger hingeben und wurde darin ganz weich. Sie kann sich selbst nun die Erlaubnis geben, nach innen und auf sich selbst zu hören. Emotionen werden jetzt als Teil ihres Erlebens angenommen. Anna erfährt, dass das Leben reicher und farbiger wird, wenn sie dem Unabwendbaren seinen Lauf lässt und Empfindungen zulassen kann. So ist sie ganz lebendig, ohne dass sie irgendetwas tun muss.

DER ISOLIERTE

Allgemeines

Selbstständigkeit ist eine Fähigkeit, die in unserer Kultur eine enorm hohe Wertschätzung erfährt. Die Erziehung der Kinder zur Selbstständigkeit wird sehr gefördert, sowohl in sozialer als auch in geistiger Hinsicht. Wer selbstständig ist, kann sich selbst helfen und kommt ohne andere zurecht.

Selbstständigkeit und ein starker Drang nach Freiheit und Autonomie können aber auch unbemerkt in die Isolation führen. Der Isolierte will für sich sein. Er will alles alleine und selber machen können. Dann ist er scheinbar unabhängig und er braucht niemanden. Das verschafft ihm Befriedung und das Gefühl von Selbstbestimmung. Er strahlt aber auch Unnahbarkeit aus. Wenn man den Isolierten näher kennen lernt, kann man außerdem Überheblichkeit und Stolz bemerken, die eine Distanz zu anderen Menschen schaffen. Doch seine Distanziertheit ist möglicherweise ein Schutz.

Der Haltung des Isolierten kann die Erfahrung von geistiger wie menschlicher Einengung zugrunde liegen. Vielleicht hat man ihm keinen Raum gegeben, seine eigenen Erfahrungen zu machen. Auch können in der Kindheit durchlebte Episoden von Vereinsamung zu der Annahme geführt haben, dass man alles alleine durchleben muss und besser durchs Leben kommt, wenn man auf sich allein gestellt ist.

Überzeugungssätze

Wie der Isolierte sich selber sieht:
Ich will alles alleine machen. Ich kann es alleine besser. Ich brauche keinen. Ich brauche euch nicht. Mir sind die anderen egal. Man kann sich auf keinen verlassen. Ich brauche keine Hilfe.

Wie der Isolierte andere und das Leben sieht:
Keiner kümmert sich um mich. Mich will keiner. Keiner interessiert sich für mich. Leb wohl, du schnöde Welt. Keiner liebt mich. Ohne die anderen geht alles leichter.

Abgrenzung

Im Gegensatz zum Ausgestoßenen, der die anderen braucht, von ihnen aber ausgegrenzt wird, glaubt der Isolierte, die anderen nicht zu brauchen. Er will alles alleine machen, wogegen der Ausgestoßene alles alleine machen muss.

Transformation

> *Ich bin ein Teil des Lebens. Ich akzeptiere, dass ich zum Leben auch die anderen brauche.*

Wer seine Isolation und damit die Distanz zu anderen und zum Leben aufgeben möchte, muss anerkennen, dass er ohne die anderen nicht sein kann. Er muss sich aus seiner Einsamkeit lösen und die Welt mit neuen Augen sehen lernen. Er kann nicht länger in der Isolation verharren und sich insgeheim danach sehnen, dass jemand kommt und ihm die Welt zeigt. Er öffnet sich für seinen »Hunger« nach lebendigem Austausch und für seinen Wunsch, sich selbst in einer ihm gemäßen Weise auszudrücken.

Er kann dann sagen: Ich bin mir meiner Fähigkeiten und Möglichkeiten bewusst und sehe meinen Beitrag, die Welt zu nähren und zu bereichern. Ich erkenne an, was jedes Kind täglich erfährt: die wechselseitige Abhängigkeit. Ohne diese hätte kein Lebewesen die Chance, am Leben zu bleiben und sich zu entfalten. Ich verstehe den Kreislauf des Lebens, erkenne dankbar das Leben der anderen Wesenheiten an, um selbst leben zu können. Und ich selbst verschenke mich und bin Geschenk für die anderen, indem ich mit ihnen im Kontakt und Austausch bin. Ich befreie mich aus der Isolation. Ich erkenne an: Ohne den anderen werde ich nicht sichtbar und bin ich nicht. Das ist die Wahrheit über die Wechselseitigkeit des immerwährenden Leben, aus dem heraus ich bin.

Fallbeispiel: Helga

Helga ist 41 Jahre alt und schon seit fast 20 Jahren meine Patientin. Sie ist unverheiratet und kinderlos, lebt seit drei Jahren zum ersten Mal in einer Beziehung. Mit ihrem derzeitigen Partner ist sie viel gereist und hat einige Zeit mit ihm in Asien gelebt. Episodisch treten bei ihr Bauchschmerzen auf, deren Ursache auf der körperlichen Ebene nie geklärt werden konnten. In der Zeit in Asien traten die Bauchschmerzen im Wechsel mit Rückenschmerzen auf.

Für Helga sind die Bauchschmerzen inzwischen existenziell, da sie ihr Befinden oft unerwartet beeinträchtigen. Sie schildert ihre Lebensstationen und sieht, dass jede einschneidende Lebensveränderung wie Internatsaufenthalt, Wohnungswechsel, Auslandsaufenthalte und Partnerbindungen mit Schmerzen im Bauch einhergingen. Diese begannen in ihrem 12. Lebensjahr, kurz nach dem Tod des Vaters. Später war es für Helga immer sehr schwierig, eine feste Beziehung zu einem Mann aufzubauen. Wenn ihr Partner nicht ganz sicher in seinen Beziehungsabsichten zu ihr war, wurde Helga extrem verunsichert und brach den Kontakt ab, bevor der andere sie hätte verlassen können.

Nachteile: »Ich habe Angst vor Schmerzen und ich bin unsicher beim Essen und auf Reisen. Ich habe ein mulmiges Gefühl.« Wenn Helga Bauchschmerzen hat, ist es offensichtlich, dass sie leidet. Sie fühlt sich einsam und traurig. Plötzlich tauchen leidvolle Erinnerungen auf: »Beziehungen enden immer mit Trennung oder Tod. Am Ende bin ich doch wieder allein.«

Vorteile: Das »Einlassen« auf ihre Schmerzen bringt alle Erinnerungen an die Zeit nach dem Tod des Vaters zurück. Damals war sie sehr einsam. Es gab keinen Raum für ihre Trauer um den Vater: »Man hat mir immer gesagt, dass ich mit allem alleine fertig werden muss. Ich war noch ein Kind, aber ich durfte nicht traurig sein. Meine Mutter hätte das nicht auch noch aushalten können.« Und weil der Vater weg war, klammerte sich die Mutter an Helga. Während der therapeutischen Sitzung wird Helgas Bauch plötzlich kalt. Sie bekommt ein Kissen für den Bauch und eine Decke zum Einhüllen. »Erwachsensein ist kein Kinderspiel, sondern todernst. Der Schmerz macht mich ohnmächtig. Wie schlecht muss es mir gehen, dass jemand sieht, wie sehr ich leide?«

Grundhaltung: »Ich bin immer allein und bekomme keine Unterstützung für meine Lebensziele.«

Weg zur Einsicht: Helga hätte sich von der Mutter ein Zuhause gewünscht, in dem all ihre Empfindungen Platz haben, auch Trauer: »Keiner schafft mir ein harmonisches Zuhause.« Die Bauchschmerzen mahnen, den eigenen Empfindungen Platz zu geben. Helga wird klar, dass sie nicht einsam sein, sondern ihre Beziehungen harmonisch leben und sich mit anderen austauschen möchte.

Bewusste Einsicht: »Die vereinnahmende Mutter verschafft mir die Chance und Verpflichtung, für mich selbst einzustehen. Ich muss mich nicht mehr um sie kümmern und einsam sein, sondern kann mich auf meine eigenen Ziele und Wünsche konzentrieren.« Nun erkennt Helga, dass sie mit anderen kommunizieren und sich auf harmonische Weise darüber austauschen darf, was sie erlebt und was der andere erfährt.

Transformation und Heilung: Bei späteren Treffen berichtet Helga, dass sie erstaunliche Fortschritte gemacht hat, um sich in ihrer Partnerschaft zu verwirklichen. Sie gestattet sich jetzt auch, Gefühle von Disharmonie in der Beziehung zu tolerieren, ohne Trennung, Tod oder Einsamkeit zu fürchten. Dem Bauch geht es bestens, Helga hat keine Schmerzen mehr. Sie hat erkannt, dass sie zu sich selbst stehen muss, um sich empfindsam wahrzunehmen. Sie entscheidet sich bewusst zu beobachten, wie sie sich im Kontakt mit anderen Menschen wahrnimmt. »Ich bin nicht einsam, sondern selbst.«

DER BLENDER

Allgemeines

Die meisten Menschen haben Vorstellungen darüber, wie das Leben für sie sein sollte. Vor allem sehnen sie sich nach einem Leben ohne Probleme. Es gibt allgemeine und auch individuelle Standards, was als ein gutes oder problemloses Leben gilt. Auf jeden Fall soll es leicht und angenehm sein. Was wirklich da ist, hat dabei keinen Platz.

Der Blender gibt vor, etwas zu sein. Immer fröhlich, gaukelt er sich und anderen eine heile Welt vor. Und in dieser Welt ist alles perfekt: Da gibt es eine ideale Familie, den besten Arbeitsplatz, alles schillert in den schönsten Farben. Doch in Wirklichkeit ist dies nur die Fassade. Die darunter liegenden Konflikte werden vermieden, man ist nicht ehrlich miteinander. So mag es nicht verwundern, wenn man bei diesem Typus die Sucht nach Harmonie antrifft und er den anderen zwanghaft entsprechen will. Es ist nicht schwer zu erkennen, dass in dieser Welt eine Vordergründigkeit herrscht, die es ihm nicht wirklich erlaubt, mit anderen in Kontakt zu sein. Er hält sein wahres Wesen vor anderen verborgen.

Auch dieser Haltung liegen meist entsprechende Erfahrungen zugrunde. Wenn es in einer Familie viel Streit gab, mag das Kind den stillen Frieden von Harmonie und mitfühlendem Miteinander vermisst haben. Dadurch kann eine große Sehnsucht nach einer heilen Welt entstehen, in der sich der Mensch vor allem Geborgenheit wünscht.

Überzeugungssätze:

Wie der Blender sich selber sieht:
Mir geht's gut. Mach dir um mich keine Sorgen. Ich brauche nichts. Ich bin immer okay. Wir haben uns alle so lieb. Ich mache

immer ein freundliches Gesicht. Ich bin ganz toll. Wir haben keine Schwierigkeiten. Bei uns herrscht immer Harmonie. Ich halte mich da raus. Ich zeige niemandem, wie es mir wirklich geht. Ich bin nie beleidigt. Kummer gibt es bei mir nicht.

Wie der Blender andere und das Leben sieht:
Die anderen sind perfekt. Es gibt keine Probleme. Das Leben ist ganz einfach. Jeder meint es gut mit mir.

Abgrenzung

Beim Blender geht es nicht um ein Unkritischsein oder um eine ausgeprägte Naivität oder um eine besondere Wurschtigkeit dem Leben gegenüber. Da er besonders harmoniesüchtig ist, wird all das, was ihn zu sehr beschäftigt, einfach unterdrückt.

Transformation

> *Ich offenbare mein wahres Wesen.*

Um aus der Haltung des Blenders herauszutreten, muss ich bereit sein zu erkennen, wie sehr der Schein trügt und wie viele Illusionen ich mir selbst und anderen gemacht habe. Ich muss sehen können, dass ich weder mein wahres Gesicht noch meine echten Bedürfnisse zeige. Dafür sind große Offenheit und Verletzlichkeit notwendig. Dies erlaubt mir jedoch, zu meinem tiefsten Kern vorzudringen und so mein wahres Wesen zu erkennen. Dieser Weg führt zur wirklichen inneren Harmonie. Dann habe ich mich selbst gefunden. Dies ist der Ort, wo ich vollkommen heil bin.

DIE BEGEGNUNG

In einem sonnigen Städtchen lebte einst ein junges Mädchen namens Sofia. Sie war stets fröhlich, bei allen beliebt und niemals hörte man von ihr ein klagendes oder unfreundliches Wort. Schwierigkeiten und Konflikte vermied Sofia so gut sie konnte. Lieber gab sie den anderen nach, um Frieden und Harmonie zu wahren. Gerieten andere in Streit, tat sie alles, um zu schlichten und zu vermitteln. Wenn sie dabei einmal zwischen die Fronten geriet und zu Unrecht angegriffen wurde, zeigte sie ihre Verletztheit nicht, sondern bemühte sich sofort, die Lage durch Humor und Leichtigkeit auszubügeln.

Sofia war immer adrett gekleidet, schön frisiert und ihr Make-up stets perfekt. In ihrem Beruf als Friseurin konnte sie ihren Drang zur Harmonie umsetzen und bei ihren Kundinnen mit Schere, Lockenwicklern, Farbe und Puder das Beste zum Vorschein bringen. Das weniger Vorteilhafte wurde überdeckt.

In der Freizeit begab sich Sofia fast immer in Gesellschaft, tanzte, redete und lachte bis spät in die Nacht, denn Ruhe war ihr unangenehm. Irgendwann aber fühlte sie sich zunehmend fad und traurig. Sie schlief nicht mehr gut, spürte extreme Einsamkeit und plötzlich empfand sie ihr Leben als oberflächlich und leer. Niemandem war sie wirklich nah, niemand durfte sehen, wie sie wirklich war. Ihre fröhliche Fassade begann zu bröckeln und dahinter spürte Sofia, was sie immer verborgen hatte: Traurigkeit und Verzweiflung, Ernst und Einsamkeit, Leid und Schwere. Sie hatte Angst, all dies zu zeigen und dadurch verletzlich zu werden. Von nun an gelang es Sofia nur sehr schwer, die Fassade aufrechtzuerhalten und die Rolle des unbeschwerten Mädchens weiterzuspielen.

Sofia blieb nun häufiger für sich. Eines Abends kam sie bei einem Spaziergang im tiefen Wald auf eine Lichtung. Vor einer Holzhütte stand eine alte Frau mit schwarzen Kleidern, gedrückter Haltung und von Leid gezeichnetem Gesicht. Die Frauen schauten sich in die Augen und fühlten sofort ein tiefes Wiedererkennen, Nähe und Vertrautheit – dabei waren sie sich noch nie begegnet.

Sie setzten sich vor die Hütte und erzählten. Die alte Frau war einst selbst ein oberflächlich fröhliches Mädchen gewesen. Als sie dies erkannt hatte, gab sie sich trotz aller Ängste einem jungen Mann hin, der sie aber sehr enttäuschte. Danach zog sie sich völlig von der Welt zurück, um nie mehr enttäuscht zu werden. Voller gegenseitigem Verstehen fielen sich die beiden Frauen in die Arme. Endlich hatte jede einen Menschen gefunden, der sie wirklich sehen konnte. Die ganze Nacht redeten die Frauen in der Hütte weiter und die Stimmung wurde immer leichter und fröhlicher.

Sofia blieb einige Zeit in der Hütte im Wald. Die alte Frau begann, bunte Kleider zu tragen, ihre Gesichtszüge wurden weicher, ihr Gang leicht und aufrecht. Sofia gewandete sich schlicht und verzichtete zum ersten Mal auf Schminke.

Bald aber war die Zeit gekommen, gemeinsam in die Stadt zu ziehen. Die Leute wunderten sich über Sofias Wandlung. Viele wandten sich ab, einige aber wurden zu echten Freunden. Ihnen fühlte sie sich wirklich verbunden, bei ihnen konnte sie ihr wahres Wesen zeigen. Sie lernte zu entscheiden, wo es sinnvoll war, sich zu öffnen, und wo sie sich besser abgrenzen und ihr Innerstes verbergen sollte. Sofia konnte nun zu sich selbst stehen und musste Konflikten nicht mehr aus dem Weg gehen. Immer mehr erlebte sie nun eine Verbindung aller Aspekte ihres Wesens, eine echte Harmonie, in der die ernsten, schweren Seiten genauso einen Platz hatten wie die leichten, fröhlichen.

Auch die alte Frau öffnete sich wieder dem Leben in seiner Ganzheit und fand Menschen, denen sie sich nah fühlte. Die beiden Frauen blieben für immer enge Vertraute. Jedes Frühjahr feierten sie gemeinsam auf der Lichtung im Wald den Tag der Begegnung, als sie miteinander die verborgenen Seiten in sich selbst gefunden hatten.[29]

VERSÖHNUNG

Der Jüngling lauschte weiter der Stimme seines Herzens, während sie durch die Wüste zogen. (...) »Mein Herz fürchtet sich vor dem Leiden«, sagte der Jüngling zu dem Alchimisten, eines Nachts, als sie den mondlosen Himmel betrachteten. »Dann sag ihm, daß die Angst vorm Leiden schlimmer ist als das eigentliche Leid. Und daß noch kein Herz gelitten hat, als es sich aufmachte, seine Träume zu erfüllen, denn jeder Augenblick des Suchens ist ein Augenblick der Begegnung mit Gott und mit der Ewigkeit.« (...)

Daraufhin beruhigte sich sein Herz. Nachts konnte der Jüngling wieder ruhig schlafen, und als er erwachte, erzählte ihm sein Herz von der Weltenseele. Es sagte, daß jeder glückliche Mensch Gott in sich trage. Und daß das Glück in einem einfachen Sandkorn der Wüste zu finden sei, genau wie es der Alchimist gesagt hatte. Denn ein Sandkorn ist ein Augenblick der Schöpfung, und das Universum hat Millionen von Jahren dazu benötigt, es hervorzubringen. (...)[30]

Das Verstehen von Haltungen

Ergänzend zu den vorangegangenen Typologien können die folgenden Übungen Sie darin unterstützen, Ihre eigenen Haltungen gegenüber sich selbst, dem Leben, Ihrem Umgang mit Gesundheit und Krankheit zu erforschen. Dadurch, dass wir uns bereits in frühen Jahren schon oft mit bestimmten Haltungen identifizieren, leben wir viele Jahre lang damit und verwechseln diese Identifikation und die daraus entstehende Haltung mit unserem wahren Wesen. Es geht nicht darum, die Fragen mit dem Verstand zu analysieren, sondern sie mit der Stimme des Herzens und dem Bewusstsein des Körpers zu beantworten.

Schreiben Sie all die Erkenntnisse, die Ihnen bewusst werden, auf. Am besten eignet sich hierzu ein Tagebuch.

Das Haltungs-Tagebuch

Nehmen Sie sich genügend Zeit und sorgen Sie für eine entspannte, schöne Atmosphäre. Setzen Sie sich nun ganz entspannt hin und versuchen Sie, sich an Ihre letzte Krankheit zu erinnern. Es kann auch ein kleiner Infekt sein, durch den Sie zwei Tage im Bett verbringen mussten. Stellen Sie sich dann die unten aufgeführten Fragen. Versuchen Sie, jede Frage tief in sich hineinfallen zu lassen – bis auf den Grund Ihres Herzens, und schreiben Sie dann alles auf, was Ihnen spontan dazu einfällt. Sobald Sie merken, dass Sie länger überlegen, die Sätze korrigieren oder versuchen, besonders stilvoll auszuformulieren, sind Sie wieder mit Ihrem Verstand identifiziert. Sobald Sie dies merken, stellen Sie sich die Frage erneut und schreiben dann weiter.

- Unter welchen Umständen bin ich krank geworden?
- Was könnte ein Auslöser für meine Krankheit gewesen sein?

- Haben sich durch die Krankheit Nachteile für mich ergeben?
- Hat die Krankheit auch Vorteile für mich gebracht?
- Wie habe ich mich körperlich und psychisch während der Krankheit gefühlt?
- Kann ich mir vorstellen, dass das Körpersymptom oder die Krankheit *stellvertretend für mich* etwas ausgedrückt hat?
- Habe ich bemerkt, *wie* oder *wodurch* ich wieder gesund geworden bin?
- Wofür steht die Krankheit? Kann ich ihr einen Namen geben?

Lassen Sie sich zur Beantwortung der Fragen Zeit. Versuchen Sie dabei, tief in sich hineinzuspüren und alle Gedanken und Gefühle aufsteigen zu lassen, ohne sie zu bewerten oder gar verdrängen zu wollen.

Haltungen malen

Konnten Sie Ihrer Krankheit einen Namen geben? War es Ihnen möglich, die Haltung herauszufinden, die hinter Ihrer Krankheit steckt?

Da viele Haltungen unbewusst sind, ist es uns auch nicht immer möglich, sie sofort zu erkennen. Vielleicht vermittelt Ihnen eine Zeichnung einen leichteren Zugang zu sich selbst, der Krankheit und dem Leben gegenüber? Wenn Sie Lust haben, probieren Sie es einmal aus und lassen Sie sich vielleicht zuvor von der folgenden wunderschönen Geschichte aus »Geschichten des Herzens« inspirieren.

Vor einigen Jahren behandelte ich einen 24-jährigen jungen Mann, der Knochenkrebs hatte. Um sein Leben retten zu können, musste sein Bein von der Hüfte ab amputiert werden. Als wir mit der Therapie begannen, war er voller Hass und Verbitterung gesunden Menschen und dem Leben gegenüber. Er fühlte sich zutiefst ungerecht behandelt, weil er so früh einen solchen Verlust erlitten hatte. Mithilfe von Malen, Visualisieren und Tiefenpsychologie arbeiteten wir uns durch seinen Kummer und seine Wut hindurch.

Nach über zwei Jahren fand eine tief greifende Veränderung statt. Er begann, aus sich selbst herauszugehen. Später begann er, andere Menschen zu besuchen, die ebenfalls schwere körperliche Verluste erlitten hatten.

Immer wieder erzählte er mir von wundervollen Begegnungen, die er bei diesen Besuchen erlebte. Einmal besuchte er an einem herrlichen Sommertag eine junge Frau in einem Krankenhaus, die ungefähr in seinem Alter war. Sie hatte beide Beine verloren und war völlig deprimiert. Es war ein heißer Tag und er trug kurze Shorts, sodass seine Beinprothese zu sehen war. Als er in ihr Zimmer kam, sah sie ihn nicht einmal an, blieb völlig teilnahmslos. Die Krankenschwester hatte das Radio angelassen, um sie zumindest ein wenig aufzumuntern. Um die Aufmerksamkeit der jungen Frau auf sich zu lenken, schnallte er sich das Bein ab und tanzte auf einem Bein im Zimmer umher, wobei er zur Musik mit den Fingern schnipste. Zuerst sah sie ihn entgeistert an, brach dann in schallendes Gelächter aus und sagte: »Wenn du tanzen kannst, kann ich singen.«

Nach vier Jahren, am Ende der Therapie, saßen der junge Mann und ich zusammen, um Rückschau über unsere gemeinsame Arbeit zu halten. Ich schlug seine Akte auf und zum Vorschein kamen mehrere Zeichnungen, die er anfangs gemacht hatte. Er zog eine der Zeichnungen hervor und sagte: »Ach, schau dir das an.« Es war eine Zeichnung, auf der er ein Bild seines Körpers in Form einer Vase gemalt hatte, durch die ein tiefer schwarzer Sprung verlief. Den Riss hatte er mit einem schwarzen Stift immer wieder wütend übermalt. All dies war sehr schmerzhaft für ihn, weil es ihm schien, dass die Vase niemals wieder würde Wasser beinhalten können.

Nun fragte er nach Malstiften und sagte: »Das Bild ist noch nicht fertig.« Er wählte einen gelben Stift, und während er mit dem Finger auf den Riss zeigte, meinte er: »Siehst du, hier – wo der Bruch ist –, hier kommt das Licht durch.« Mit dem gelben Stift malte er dann, wie das Licht durch den Bruch in seinen Körper strömte. – An unseren Bruchstellen können wir stark werden.[31]

Es kann sein, dass uns eine bestimmte Haltung viele Jahre davor geschützt hat, seelische Verletzungen zu spüren. Oftmals aber verurteilen wir uns, wenn wir uns selbst in der Rolle »der oder des Harten« wiedererkennen, und haben vergessen, was diese Haltung all die Zeit für uns geleistet hat. Darum ist es so wichtig, die Haltung zu würdigen und liebevoll anzuerkennen. Denn jene Haltung muss genauso angenommen werden, wie auch die abgeschnittenen Anteile zu uns zurückkehren dürfen. Und manchmal erkennen wir erst im Nachhinein, dass es eine Krankheit ist, die unser Licht zum Strahlen bringt.

Haltungen spielen

Können Sie sich vorstellen, Ihre Haltung zu spielen? Sind Sie beispielsweise eher »Der Kritiker« oder »Der Blender«? Spielen Sie also Ihre Haltung einmal – vielleicht mit einer Freundin, einem Freund. Und übertreiben Sie dabei ruhig! Wie bereits erwähnt, ist Humor nicht nur ein Schlüssel zum Herzen, sondern auch zur Heilung!

Haltungen anerkennen

Wenn Ihnen bei den vorhergehenden Übungen eine bestimmte Haltung bewusst geworden ist, dann stellen Sie sich nun bei geschlossenen Augen vor, wie Ihnen diese Haltung – wenn möglich als Person – gegenübersteht. Sie können aber auch ein Symbol nehmen, das diese Haltung für Sie repräsentiert. (Wenn Sie beispielsweise ein Mensch sind, der Beziehungen immer wieder abbricht, bzw. sie abschneidet, wollen Sie in einem solchen Fall vielleicht ein Messer als Symbol nehmen.) Vertrauen Sie bei der Symbolfindung Ihrem Gefühl und suchen Sie das aus, was Sie spontan anspricht.

Stellen oder setzten Sie sich nun ganz bewusst diesem Symbol bzw. dieser Haltung gegenüber und verbeugen Sie sich vor ihr. Sagen Sie ihr: »Ich danke dir, dass du mir so viele Jahre gedient hast. Ich danke dir dafür, dass du mich vor Verletzungen geschützt hast. Jetzt kann ich aber für mich selbst sorgen und darf authentisch sein. Du hast mir all die Jahre auf wunderbare Weise gedient. Hast mich vor vielen Verletzungen geschützt und mir geholfen, im Leben gut zurechtzukommen.

Jetzt kannst auch du dich entspannen. Wenn ich dich brauche, dann werde ich dich rufen. Aber du kannst ganz beruhigt sein, denn auch das Herz und die Intuition werden gut auf mich aufpassen. Sie werden mir zeigen, was gut für mich ist, und mich frühzeitig warnen, worauf ich verzichten sollte und was zu unterlassen ist.«

Nachdem Sie so mit Ihrer Haltung gesprochen haben, können Sie sich von ihr verabschieden. Vielleicht durch eine respektvolle Verbeugung, vielleicht aber auch mit einer liebevollen Umarmung. Lassen Sie sich hier von Ihrer Intuition führen, denn die weiß am besten, was Sie brauchen.

Vielleicht haben Sie aber auch das Gefühl, dass Worte beim Abschied von Ihrer Haltung überflüssig sind und es ausreicht, Dank und Würdigung durch eine tiefe Verneigung auszudrücken. Gehen Sie dabei ganz nach Ihrem Gefühl und nach dem, was Ihnen wirklich gut tut.

Diese Übung sollte Sie nicht zu der Illusion animieren, dass Ihre Haltung durch das Erkennen und Verabschieden für immer und ewig verschwunden ist. Sie werden fortan jedoch sensibler und offener sein für die »Notwendigkeit« der Haltung. Vielleicht erkennen Sie, dass Sie sie von Zeit zu Zeit wieder brauchen, und dann dürfen Sie sie auch wieder »benutzen«, so, wie wenn sie in eine Kostümierung schlüpfen. In jedem Falle haben Sie aber ab jetzt die Möglichkeit, sich bewusst zu entscheiden, wann Sie in die Haltung hineingehen und wann Sie sie wieder verlassen möchten.

Die Haltungsbrille

Die Haltung ermöglicht uns einen ganz bestimmten Rahmen, in dem wir durch sie agieren können. Die Überzeugungssätze in den vorangegangenen Typus-Beschreibungen geben Beispiele dafür, wie wir uns fühlen und uns selbst aus der Perspektive unserer Haltung sehen. Doch wir betrachten ja nicht nur uns selbst, sondern wir schauen auch zu den anderen. Die Perspektive unserer Haltung veranlasst uns, einen anderen Menschen unter einem bestimmten Blickwinkel, nämlich dem unserer Haltung zu sehen.

Wenn Sie im Erforschen Ihrer Haltung Fortschritte machen, werden Sie immer bewusster darin, wie Sie sich selbst sehen und erfahren. Als Nächstes können Sie dann wahrnehmen, wie Ihr Blick auf andere Menschen gerichtet ist. Beobachten Sie sich, wie Sie auf andere blicken und wie Sie ihnen begegnen.

Wir möchten Sie zu einem spielerischen und freundlichen Experiment ermutigen, Ihre Perspektive auf andere Menschen bewusster zu beleuchten. Dabei können bestimmte Fragen recht hilfreich sein:

- Wie wollte ich bisher meinen Partner, Chef oder mein Kind sehen?
- Was hat mir meine Haltungsbrille über den anderen vorenthalten?
- Wieso ist es für mich wichtig, den anderen in diesem Licht erscheinen zu lassen?
- Ist es mir möglich, die Haltungsbrille für einen Moment abzunehmen?

- Wenn ich mich entscheide, die Haltungsbrille abzunehmen, kann ich dann dem anderen gestatten, mehr zu sein, als ich bisher sehen konnte oder wollte?

Das Spiel mit der Haltungsbrille können Sie immer und überall spielen. Bleiben Sie auch dabei stets achtsam und bewusst. Es wird so manche erfreuliche Überraschung auf Sie warten, falls Ihnen ein neuer Blick auf Ihr Gegenüber gelingt!

TEIL 4

Auf dem Weg zur Intuition: Die Sprache des Körpers und des Herzens verstehen

Man kann mit allem und jedem identifiziert sein. In Teil 2 dieses Buches wurden verschiedene Beispiele für die in unserer Gesellschaft häufigsten und allgemeinen Identifikationen dargestellt. Das waren in erster Linie die Identifikationen mit dem Körper oder Verstand, mit Gefühlen oder dem Kulturgut. Doch auch mit geistigen Strömungen und Wissenschaftstheorien, mit Krankheit oder der Familiengeschichte können wir identifiziert sein. Kindern fällt dies besonders leicht – sie identifizieren sich beispielsweise mit Tieren, Märchenfiguren, Vater und Mutter oder einem anderen Familienmitglied. Das Identifizieren ist ein ganz gewöhnlicher Vorgang, dem keinerlei Wertung anhaftet.

Welche Verbindungen bestehen nun zwischen den allgemeinen Identifikationen, die wir im Teil 2 aufgeführt haben, und den persönlichen Typologien, die im Teil 3 beschrieben wurden? Wie können Sie sich das vorstellen? Es ist letztlich wie in einem großen Theater: Die altindische Philosophie nennt dieses Theater »das göttliche Spiel Lila«. Das Leben ist eine große Bühne, die wir mit unserer Geburt betreten. Fortan schlüpfen wir in die verschiedensten Rollen und agieren darin. Im hingebungsvollen Spiel scheinen wir zu vergessen, dass wir die Schauspieler sind, weil wir das Spiel für die Wirklichkeit halten.

Diese Rollen kann man mit den Identifikationen vergleichen. Bevor wir für unseren ganz persönlichen Auftritt auf die Bühne gehen, müssen wir zuerst in die Garderobe. Dort finden wir die Masken und Kostüme, die zur jeweiligen Rolle (Identifikation) passen, und legen sie an. Welche Rolle will ich heute spielen? Heute bin ich mit dem *Körper identifiziert* und die *Kritikerin*. Dann trete ich auf die Bühne und betrachte als die Kritikerin meinen Körper. Vor dem Spiegel sehe ich mit kritischem Blick die ausladenden Hüften. »Schrecklich, wie dick und hässlich ich bin. Als Dicke fühle ich mich wertlos. Das muss ich ändern.« Damit mein Körper die Form bekommt, die ich akzeptabel finde, und meinen Ansprüchen vom Menschsein genügt, werde ich zum x-ten Mal mit einer strengen Diät beginnen oder aber zum Schönheitschirurgen gehen, damit er »mir mein Fett« absaugt.

In Wahrheit sind wir die Abgesandten des Göttlichen, das den farbigen Reichtum des Lebens erfahren will. ES schickt uns auf die Bühne des Lebens. Wir spielen auf dieser Bühne, damit wir uns finden und uns im Spiel an unseren Ursprung erinnern. Wir kommen aus dem weiten Bewusstseinsfeld göttlicher Intelligenz und kehren auch im Spiel zu ihr zurück. Wir spiegeln die Einzigartigkeit dieser unaussprechlichen Intelligenz wider. Es ist unsere Seele, die wir in jedem Augenblick verkörpern wollen.

Leben aus der Kraft der Intuition

Um die Kraft der Seele vollständig in uns wachzurufen, müssen wir das Spiel der Rollen durchschauen und verstehen. Wir können uns mit Haut und Haar und mit allen Fasern unseres Wesens an diesem Spiel ergötzen. Und wir können wählen, von Zeit zu Zeit die Rollen wie eine Maske und Verkleidung zu verlassen. Dann nehme ich mich wahr als das, was ich wirklich bin – nackt, ungeschminkt und offen, ein lebendiger und atmender Körper, in dem ein Herz schlägt und ein Bewusstsein wohnt, der Tempel der Seele. Das bin ich.

Hier und jetzt beginne ich zu erfahren und zu empfinden, was ich bin. Um die Seele zum Leben zu erwecken, darf ich den Weg der Intuition gehen. Intuition ist die Gabe einer umfassenden Gelassenheit, aus der die Güte einer höheren Weisheit spricht. Alles wird gelassen, wie es ist. Es ist eine verfeinerte Wahrnehmung, die sich in bedingungslosem Empfangen ausdrückt – es ist das Annehmen von Wahrheit.

Wahr ist, was ist. Es geht um das Gewahrsein von Sein. Dies ist frei von jedem Urteil. Es beginnt im Jetzt und in der Gegenwärtigkeit des Körpers und des Atems. Der Atem macht mich weich und empfindsam für die Schönheit der Seele. Er öffnet mich und leitet mich auf dem Weg, das Herz zu weiten und zur

Empfänglichkeit zu finden. Ich soll auf mich selbst lauschen und mich bedingungslos als das empfangen, was ich in jedem Augenblick bin.

Die folgenden Übungen möchten darin unterstützen, mit neuem Blick auf sich selbst zu schauen und die Fähigkeit zu verfeinern, sich selbst wahrzunehmen. Auf diesem Weg begegnen wir dem Herzen, das zur Achtsamkeit geleitet. Dort werden wir das finden, was uns ganz und heil sein lässt.

Die Sprache des Körpers

»Gehen wir«, sagte Amixipi.

»Wohin?«

»Einen Schlafplatz suchen.«

»Wo denn?«

Amixipi musste lachen. »Wir sagen es unseren Füßen, und die tragen uns zu einem schönen Platz.«[32]

Für Menschen wie wir, die in einer Verstandes- bzw. Kopfgesellschaft leben, ist es im ersten Moment gar nicht so einfach, Zugang zur eigenen Intuition zu erlangen. Wie bereits öfters erwähnt, erfordert es einige Übung und großes Vertrauen, bis wir das, was unser Körper und unser Herz uns sagen möchten, auch wirklich hören und verstehen. Die Übungen sind vielleicht noch einfach, aber Vertrauen kann man sich nicht *einfach* von heute auf morgen zulegen, so, wie man es mit einem neuen Kleid oder anderen Dingen macht. Vertrauen lässt sich auch nicht einreden oder über den Verstand aneignen. Selbst tiefe spirituelle Erfahrungen können unser Vertrauen auf die Intuition in die Irre führen. Diese Erfahrungen oder angelesenes spirituelles Wissen können uns zwar auf der rationalen Ebene davon überzeugen, dass wir diese Intuition haben und kein Grund besteht, nicht zu vertrauen. Doch solange wir bestimmte Aspekte unseres Selbst, Identifikationen und Haltungen, die wir uns selbst, dem Leben und Krankheiten gegenüber einnehmen, nicht erkannt und angenommen haben, so lange werden wir nie wirklich Kontakt zu unserer Intuition aufnehmen können. Das bedeutet, sich für die im Laufe des Trainings auftauchende Selbstwahrnehmung zu öffnen wie auch für wunderschöne, tief greifende Erfahrungen.

Vielleicht wurde in der Vergangenheit aufgrund von emotionalen und körperlichen Verletzungen die Verbindung zum Körper-Bewusstsein abgeschnitten. Dies kann sogar so weit gehen, dass jemand sich körperlich gar nicht mehr richtig spürt, bzw. sich nur noch spürt, wenn er sich selbst extreme Schmerzen zufügt. Die ursprünglichen schmerzhaften Erfahrungen haben wir oftmals verdrängt, wir wollten sie einfach nicht mehr spüren. Solange wir jedoch nicht bereit sind, zu spüren, so lange können wir natürlich auch nicht zu unserer eigenen Intuition finden.

Das bedeutet also, dass bei den Körper- und Herzübungen alte, verdrängte Gefühle und Verletzungen auftauchen können. Meist führt das zu dem Impuls, sie sofort wieder zu verdrängen, weil wir das Gefühl haben, sie nicht aushalten zu können. Entscheidend ist aber nun, diesen Gefühlen und Verletzungen allmählich wieder Raum zu geben und nicht mehr gegen sie anzukämpfen. Dieser Weg ist gewiss nicht immer leicht, kann aber Schritt für Schritt in liebevoller Achtsamkeit begangen werden. Gelingt uns dies, wird es uns wesentlich leichter fallen, uns für alles zu öffnen, was in uns auftaucht. Auch für intuitives Wissen und Verstehen. Die folgenden Übungen brinen Sie wieder in Kontakt mit Ihrem Körper, Ihren Gefühlen und mit Ihrem Herzen.

Körper-Bewusstsein schaffen

Bevor wir Sie mit dem Atem vertraut machen, möchten wir Ihnen eine einfache Aufwärm- und Dehnübung zeigen. Ihr Körper wird sich über diese Übung sehr freuen, denn er wird dadurch richtig schön gedehnt und gestreckt. Die Übung dient aber auch der Förderung Ihrer Intuition! Es handelt sich um eine Streckübung, bei der Arme und Beine diagonal zueinander gestreckt werden. Alle diagonalen Übungen unterstützen übrigens die Verbindung der linken und rechten Hirnhälfte, was für die Entfaltung von Intuition unerlässlich ist.

Die Übung lässt sich besonders gut morgens vor dem Aufstehen und abends vor dem Einschlafen machen: Sie liegen auf dem Rücken und bringen mit dem Einatmen die Arme hinter den Kopf. Mit dem Ausatmen entspannen Sie. Mit dem nächsten Einatmen strecken Sie den rechten Arm und das linke Bein. Stellen Sie sich vor, dass jemand daran zieht. Ganz sanft und ganz liebevoll. Dehnen Sie sich so richtig genüsslich. Gehen Sie dann wieder in die Ausgangslage zurück und spüren Sie nach. Hat sich etwas verändert? Nach einigen Atemzügen strecken Sie nun den linken Arm und das rechte Bein. Stellen Sie sich auch hier vor, dass jemand sanft daran zieht. Können Sie spüren, wie wohltuend diese Übung für Ihren Körper ist?

Wiederholen Sie die Übung einige Male. Sie werden sehen, dass Sie sich entspannter fühlen.

Die gleiche Übung können Sie auch auf dem Bauch machen: Die Arme liegen dabei zu Anfang auf dem Hinterkopf und gehen dann jeweils rechts und links mit dem Bein in die Streckung, und umgekehrt.

Der Atem als »Spiegel der Seele«

Intuition ist eine Empfindung. Wir handeln »aus dem Bauch heraus«. Wir wissen, was gut für uns ist, ohne lange darüber nachzudenken. Aber wie lernen wir, etwas zu beachten und uns darauf zu verlassen, wenn wir viele Jahre unseres Lebens nach dem Verstand gelebt haben? Wie finden wir zu dem zurück, was uns seit Anbeginn der Zeit innewohnt, wir aber nicht mehr sehen können? Den Zugang dazu erfahren wir über den Atem. Er ist der wichtigste Schlüssel für das Erlangen von Körper-Bewusstsein. Und er ermöglicht uns auch den Zugang zu verdrängten und abgespaltenen Gefühlen.

Neben seiner elementar wichtigen Bedeutung für den Körper wird der Atem in vielen Heilsystemen und spirituellen Traditionen auch als »Spiegel der Seele«, als der »Schlüssel zum Selbst« bezeichnet. Er ist die Verbindung zwischen Körper und Geist schlechthin. Deshalb bildet das *bewusste Atmen* auch in vielen asiatischen Traditionen die Basis für Selbsterkenntnis und Selbstheilung.

Der Atem spiegelt unsere Stimmungen und Gefühle wider, was auch an Redewendungen wie »Mir stockt der Atem« oder »atemberaubend« deutlich wird. Aber auch am Körper lassen sich die Wechselwirkungen zwischen Atmung und Gefühlen unschwer erkennen: Zorn und Wut zum Beispiel gehen mit flachem Einatmen und heftigem Ausatmen und daraus folgenden Verspannungen im gesamten Körper einher. Sie können sich insbesondere in der Brust, in den Händen, im Nacken und im Kiefer manifestieren. Sind wir von Furcht und Angst ergriffen, wird der Atem flach, rasch und unregelmäßig. Manchmal fühlt es sich so an, als hätte man einen Knoten im Unterbauch. Machen wir uns Sorgen, ist die Atmung oberflächlich und im Bauch macht sich ein Gefühl der Leere bemerkbar. Ungeduld kann sich durch kurzen, stoßartigen und unkoordinierten Atem äußern, die von einem Spannungsgefühl im Brustkorb begleitet werden. Wer von Schuld- und Schamgefühlen geplagt wird, hat vermutlich mit schwerem Atem zu kämpfen.

Achten wir hingegen bewusst auf unseren Atem, nehmen wir auch unseren Körper und unsere Gefühle bewusster wahr. Je deutlicher wir unsere Körperempfindungen bemerken, desto schneller werden wir auch unsere emotionalen Reaktionen wahrnehmen. Dann beginnen wir, Spannungen und Empfindungen auf feineren Ebenen zu erspüren, und können leichter darauf reagieren.

Atembewusstsein schaffen

Mit der folgenden Übung möchten wir Sie darin unterstützen, mehr Atembewusstsein zu erlangen. Sie können sie allein, aber auch sehr gut zu zweit machen. Die Übung ist in »Du-Form« geschrieben, sodass eine Person sich entspannt auf den Rücken legen kann und die andere Person liest. Wenn Sie die Übung vorlesen, dann lassen Sie sich bitte Zeit. Lesen Sie langsam und machen Sie nach Möglichkeit nach zwei bis drei Sätzen eine kleine Pause von einem tiefen Atemzug, bevor Sie weiterlesen. Jene Abschnitte, bei denen eine kleine Pause empfehlenswert ist, sind durch drei Striche (---) markiert.

Der Partner, der auf dem Rücken liegt, sollte darauf achten, dass er bequem liegt. Eine zusammengerollte Decke unter den Knien entlastet den unteren Rücken und eine leichte Wolldecke zum Zudecken schützt vor Kühle.

Schließe die Augen und atme drei Mal tief ein und aus. Fülle dabei zuerst den Bauch mit Atem, dann den ganzen Brustraum und dann den gesamten Bereich unter den Schlüsselbeinen. --- Der Ausatem sollte nach Möglichkeit länger sein als der Einatem. Versuche auch gleichzeitig, mit jedem Ausatmen etwas mehr Anspannung loszulassen und dein ganzes Körpergewicht an den Boden abzugeben. --- Fühlst du dich nun etwas entspannter? ---

Wenn deine Gedanken nicht mehr so viel umherschweifen, dann lass deinen Atem wieder so gehen, wie er möchte. Beobachte ihn einfach. --- Atmest du durch die Nase oder durch den Mund? --- Atmest du flach in den Brustbereich? Oder atmest du eher tief in den Bauch? --- Machst du zwischen Ein- und Ausatem eine Pause oder eher zwischen Aus- und Einatem? --- Atme nun wieder tief und bewusst drei Mal durch die Nase ein und aus. Verändert sich dadurch etwas in deinem Körper? --- Wie fühlen sich die verschiedenen Regionen deines Körpers an? Kopf, Brust, Bauch und Beine? --- Atme nun wieder ganz normal ein und aus. Bleibe noch ein paar Atemzüge liegen, bevor du dann die Augen wieder öffnest.

Wiederholen Sie diese Übung nach Möglichkeit regelmäßig.

Die Welt erspüren

Neben unserem grobstofflichen Körper besitzen wir wie alle anderen Wesen auch einen feinstofflichen Ätherkörper. In diesem Körper sind ebenfalls Informationen gespeichert, sowohl positive als auch negative. Jeder kennt das: Wir fühlen uns auf Anhieb von jemand anderem angezogen. Wir fühlen uns wohl in seiner Nähe. Wir »fliegen« auf jemanden, etc. Und auch umgekehrt machen wir die Erfahrung: So können Sie sich zum Beispiel in der Nähe eines bestimmten Menschen wohl oder unwohl fühlen und sagen: »Er/Sie hatte eine angenehme Ausstrahlung« oder »Mit dem/der will ich möglichst nichts zu tun haben.«

Leider haben wir weitgehend verlernt, auf dieses ungute Gefühl zu hören. Ich selbst, Doris Iding, habe dieses Gefühl bei der Auswahl einer Wohnung kennen gelernt. Bereits bei der Besichtigung und beim Anblick des Hauses hatte ich ein ungutes Gefühl. Aber die Lage war gut und außerdem eilte das Ganze, da ich meine alte Wohnung bereits gekündigt hatte. Und so unterschrieb ich den Vertrag. Was passierte, war, dass ich dort schlecht schlief, sich die Nachbarn als äußerst schwierig herausstellten und ich nach einem Jahr wieder auszog.

In der Geomantie beschäftigt man sich mit der Energie, die bestimmte Plätze besitzen. Es gibt Orte, die als Kraftorte bezeichnet werden und an denen Menschen tiefe körperliche und seelische Heilung erfahren können. Diese Plätze wurden schon vor Jahrtausenden intuitiv von Menschen erspürt und zu bedeutenden Kult- und Heilorten.

Es gibt aber auch Plätze, die das Wohlbefinden des Menschen nachteilig beeinflussen. Vielleicht haben Sie selbst schon erlebt, dass Sie aus unerklärlichen Gründen schlecht schlafen. Und das, obwohl Sie in Ihrer Traumwohnung wohnen, eine wundervolle Beziehung führen, sich gesund ernähren. Trotz all dieser äußerlichen Faktoren fühlen Sie sich morgens wie gerädert. Wenn die Matratze nicht die Ursache ist, kann es auch sein, dass unter

Ihrem Haus eine Wasserader verläuft, Ihr Bett genau an ihrem Verlauf steht und entsprechende Spannungen mit sich bringt.

Ganz allgemein kann es passieren, dass Sie sich in bestimmten Räumen oder Häusern unwohl fühlen, weil Sie dort Energien spüren, die Ihnen nicht gut tun. Meist handelt es sich dabei um »anhaftende« Energien von stattgefundenen Ereignissen oder von ehemals Anwesenden, die noch nicht gelöst wurden.

Bei Naturvölkern schenkt man solchen Energien viel Aufmerksamkeit. Räume werden beispielsweise nach Krankheiten oder nach einem Tod rituell gereinigt, um sie von ungelösten Energien zu befreien. In unserer Kultur hingegen werden diese Energien gar nicht beachtet. Das heißt aber nicht, dass sie nicht existieren.

Schlafplätze erspüren

Diese Übung eignet sich sehr gut, wenn Sie eine neue Wohnung beziehen. Nehmen Sie sich Zeit, solange die Wohnung noch leer ist, um intuitiv zu erspüren, welch unterschiedlichen Energien Sie dort begegnen. Achten Sie darauf, wie Ihr Körper auf bestimmte Räume reagiert: Fühlt er sich wohl, entspannt oder eher angespannt? Fühlt sich Ihr Körper in der Mitte des Raumes oder in einer Ecke wohler?

Angenommen, Sie stehen in Ihrem zukünftigen Schlafzimmer: Wohin zieht es Ihren Körper intuitiv? Folgen Sie Ihrem Gefühl und setzen Sie sich dorthin oder, noch besser, legen Sie sich ausgestreckt dort auf den Boden: Wie fühlt sich Ihr Körper nun? Entspannt? Oder haben Sie eher das Gefühl, dass Ihnen dort Energie geraubt wird? Probieren Sie auch andere Stellen im Zimmer aus. Lassen Sie sich Zeit und spüren Sie immer wieder in sich hinein: Welches Gefühl taucht spontan auf? Welches Bild? Seien Sie so mutig, Ihr vielleicht schon im Kopf eingerichtetes Schlafzimmer komplett umzuräumen. Folgen Sie Ihrem Gefühl.

Kreative Plätze erspüren

Genauso, wie Sie die richtige Stelle für Ihr Bett intuitiv finden können, so können Sie auch den richtigen Platz für Ihren Schreibtisch finden. Gehen Sie an die Stelle, an die es Sie intuitiv zieht. Lassen Sie sich von Ihren Füßen dorthin tragen, ohne den Verstand dabei um seine Meinung zu fragen. Vielleicht möchte Ihre Intuition Ihren Schreibtisch an einer Stelle platzieren, die im ersten Moment unrealisierbar erscheint. Aber probieren Sie es aus. Denn unsere Intuition bietet für alles auch gleichzeitig immer eine Lösung an. Wenn Sie ihr folgen, werden Sie an diesem Platz vielleicht ein Vielfaches mehr an Energie zur Verfügung haben.

Im Laufe der Zeit werden Sie automatisch feinfühliger und intuitiv erspüren, welcher Raum Ihnen gut tut und welcher Raum Ihnen Energie nimmt.

Wenn Sie das Gefühl haben, dass in einem Ihrer Räume noch ungute fremde Energien sind, dann ist es empfehlenswert, diesen Raum zu reinigen. Heutzutage wird eine Vielzahl von ausgezeichneten Räucherstoffen angeboten. Schauen Sie sich in entsprechenden Läden ebenfalls erst einmal intuitiv um. Wenn Sie eine Auswahl von verschiedenen Räuchermischungen vor sich liegen sehen, achten Sie auf Ihr Gefühl: Welche Mischung spricht Sie spontan an? Lassen Sie sich dann aber trotzdem fachlich beraten. Empfiehlt Ihnen der Verkäufer die gleiche Mischung? Oder etwas ganz anderes? Sollte er Ihnen etwas ganz anderes empfehlen, dann kaufen Sie beide Mischungen. Und probieren Sie zu Hause die Wirkung der beiden Räucherstoffe aus.[33]

Menschen erspüren

Diese Übung können Sie sehr gut auf einer Party, während einer Veranstaltung, auf einem Seminar etc. durchführen. Lassen Sie sich intuitiv zu einem Menschen führen. Gehen Sie dabei nicht nach äußeren Kriterien, sondern lassen Sie sich führen. Handeln Sie dabei ganz spontan. Wenn Sie den Betreffenden nicht direkt ansprechen wollen, stellen Sie sich vielleicht erst einmal in seine Nähe. Achten Sie dabei erneut auf Ihre Intuition: Was sagt sie Ihnen? Schließen Sie für einen kurzen Moment die Augen und achten Sie auf Gedanken, Bilder oder auf das entstehende Gefühl.

Vermittelt Ihnen Ihr Gefühl, dass Sie sich viel zu sagen haben? Oder dass Sie lieber doch erst einmal vorsichtig an diesen Menschen herangehen sollten? Wenn Sie den Unbekannten dann ansprechen, achten Sie immer wieder darauf, dass Sie sich erden, das heißt, mit den Füßen guten Bodenkontakt halten. Und kehren Sie zwischendurch zu Ihrem Körper-Bewusstsein zurück: Wie reagiert Ihr Körper? Entspannen Sich Ihre Muskeln in Gegenwart dieses Menschen? Oder beginnen Sie, nervös zu werden?

Es gibt Begegnungen, die wir intuitiv am liebsten meiden würden, aber manchmal nicht meiden können, wie zum Beispiel im Beruf. Sollten Sie eine solche Begegnung hinter sich haben und sich energetisch schlecht fühlen, dann duschen Sie sich oder reinigen Sie Ihren Körper mit einem kleinen Räucherritual bzw. führen Sie die Reinigung zumindest mental durch, wenn es im Moment nicht anders möglich ist!

Mit dem Körper und auf den Körper hören

»Mit dem inneren Ohr kann man die Aufforderungen oder Anordnungen des Geistes erlauschen.«

YAQUI-INDIANERIN

In den folgenden Übungen geht es darum, das äußere und innere Hören zu verbessern. In unserer reiz- und geräuschüberfluteten Gesellschaft ist uns diese Fähigkeit leider meist abhanden gekommen.

Das innere Hören

Die folgende Übung stammt von den mittelamerikanischen Yaqui-Indianern. Während es uns Europäern im Laufe der Zeit verloren gegangen ist, die eigene Stimme wahrzunehmen und auf sie zu hören, haben Naturvölker wie die Indianer noch einen ganz anderen Bezug zu ihrer Intuition und ihrer inneren Stimme. Denn um mit der Natur in Einklang leben zu können, ist es unerlässlich, auch auf die Intuition zu hören.

Zu Beginn der Übung sollten Sie zunächst einmal drei tiefe Atemzüge nehmen. Atmen Sie tief und bewusst durch die Nase ein und aus. Sind Sie ganz präsent? Oder sind Sie mit Ihren Gedanken noch bei der Arbeit? Beim Einkaufen oder beim Arztbesuch? Wenn Sie nach drei Atemzügen immer noch nicht das Gefühl haben, ganz da zu sein, dann atmen Sie noch einige Male tief ein und aus. Die Füße sollten dabei fest auf dem Boden stehen und der Rücken sollte gerade sein. Schulter und Kinn sind ganz entspannt.

Stellen Sie sich nun vor, durch die Ohren zu atmen. Atmen Sie mit geschlossenem Mund durch die Nase aus. Dabei liegt die Zunge am Gaumen an. Atmen Sie möglichst geräuschlos. Wiederholen Sie den Vorgang einige Male, bis Sie merken, dass Ihre Aufmerksamkeit ganz und gar im Gehörgang ist.

Legen Sie nun die Handflächen aneinander und reiben Sie sie so lange, bis sie ganz heiß sind. Legen Sie dann die Hände auf die Ohren, sodass sich die Mittelfingerspitzen am Hinterkopf fast berühren. Massieren Sie nun die Ohren mit leichten Kreisbewegungen. Während die Hände auf den Ohren liegen bleiben, kreuzen Sie Mittel- und Zeigefinger, wobei die Zeigefinger oben liegen. Versuchen Sie nun, die Energie Ihrer Hände zu spüren und ganz bewusst wahrzunehmen. Lassen Sie nun beide Zeigefinger auf den Halsbereich hinter den Ohren schnappen. (Das gibt ein kleines Geräusch.)

Nachdem Sie Ihre Ohren »eingeheizt« haben, versuchen Sie sich vorzustellen, dass Ihr ganzer Körper ein einziges großes Ohr ist. Sie atmen also nicht mehr nur mit den Ohren, sondern nehmen alle Geräusche ganz bewusst mit dem Körper wahr. Was hören Sie? Wie hören Sie?

Machen Sie die Übung bitte spielerisch! Auch hier dauert es natürlich einige Zeit, bis sich unser Hören verändert und wir sensibler werden. Aber Sie werden wahrscheinlich relativ schnell feststellen, dass Sie in dem Moment, in dem Sie sich vorstellen, Ihr ganzer Körper sei ein einziges Ohr, nicht nur Ihren Körper, sondern auch Ihre Umwelt und somit alle Geräusche viel bewusster und unmittelbarer wahrnehmen werden.

Wenn Sie diese Übung im Sitzen gemacht haben, stehen Sie nun auf und laufen durch die Wohnung. Haben Sie die Übung draußen in der Natur gemacht, dann laufen Sie ein wenig durchs Gras oder wo immer Sie sich gerade befinden.

Vielleicht können Sie feststellen, dass Sie Ihre Umgebung bei dieser Übung nicht nur intensiver hören, sondern auch intensiver spüren und wahrnehmen werden.

Durch diese Übung werden Sie im Laufe der Zeit aber nicht nur Ihre äußere Wahrnehmung verstärken, sondern Sie werden feststellen, dass diese Übung das Hören der inneren Stimme und somit der Intuition feiner macht. Sie werden aufmerksamer in sich hineinlauschen und die Dinge viel feinfühliger und wachsamer wahrnehmen. Nochmals: Beachten Sie, dass alles seine Zeit braucht und dass auch diese Übung Sie nicht von heute auf morgen zu einem Menschen macht, der alles hört und sieht. Seien Sie geduldig und gönnen Sie sich die Zeit, die Sie brauchen.

Eine Krankheit ist oftmals ein Versuch des Körpers, sich bemerkbar zu machen. Wir wehren uns oft gegen den Schmerz und greifen nach einem Schmerzmittel. Wir reagieren mit Tabletten oder Operationen. Wir hören nicht zu, was das Organ oder die Krankheit uns mitteilen will. Wir geben uns und auch dem Körper somit gar nicht die Chance herauszufinden, wo die Quelle des Leidens liegt.

Betrachten wir Tiere, dann zeigen Sie uns einen ganz anderen Umgang mit Ihrem Körper. Wenn Sie krank sind, ziehen sie sich zurück und überlassen dem Körper selbst die Heilung. Natürlich kann dies nicht immer gelingen. Aber es wäre für unsere innere und äußere Gesundung schon sehr vorteilhaft, wenn wir unserem Körper einmal mehr unsere Beachtung schenken und ihm zuhören würden. Tun Sie dies mit der folgenden Übung.

Die Welt mit einem kranken Körperteil sehen

Stellen Sie sich vor, dass Ihr ganzer Körper das kranke Organ bzw. Körperteil ist. Sie sitzen entspannt mit aufrechtem Rücken. Beide Füße stehen parallel auf dem Boden. Atmen Sie einige Male tief ein und aus. Gehen Sie dann mit Ihrer ganzen Aufmerksamkeit zu Ihrem kranken Körperteil oder Organ.

Wie fühlen Sie sich? Beantworten Sie nun die folgenden Fragen. Schreiben Sie die Antworten auf, so, als würden Organ oder Körperteil durch Sie sprechen. Hören Sie zu, was es Ihnen mitteilen will, was ihm fehlt oder was ihm zu viel ist. Hören Sie, was es braucht, um gesund zu werden bzw. um Heilung zu erfahren.

- Wie nimmt Ihr krankes Organ die Umwelt wahr?
- Fühlt es sich wohl im Körper?
- Fühlt es sich gesehen?
- Wie fühlt es sich mit Ihnen?
- Fühlt es sich von Ihnen geachtet und gesehen?
- Was hat Ihnen Ihr krankes Organ zu sagen?
- Was braucht es für seine eigene Heilung?

Achten Sie nun auf die Antworten, die Ihnen spontan in den Sinn kommen. Wenn Sie zu lange überlegen, dann ist es wieder Ihr Verstand, der antwortet, und nicht das Organ selbst. Lassen Sie sich Zeit! Gehen Sie wie an alle anderen Übungen auch an diese spielerisch heran.

Wie geht es Ihnen nach dieser Übung? Hat sich Ihr Körper gefreut, dass Sie ihm zugehört haben, dass Sie ihm Aufmerksamkeit schenkten? Wenn Sie sich nach dieser Übung wohler fühlen, dann sollten Sie sie immer wieder einmal machen. Sie werden im Laufe der Zeit dann wahrscheinlich auch viel eher darauf hören, was Ihnen Ihr Körper mitteilen will. Die Geschichte über den betrunkenen Japaner, die am Anfang dieses Buches erzählt wurde (S. 35 f.), können wir auch ohne weiteres symbolisch auf unseren Körper anwenden. In dem Moment, wo wir ihm einmal ungeteilte Aufmerksamkeit schenken, fühlt er sich gesehen und kann sich auf seine eigene Art und Weise mitteilen.

Sollten Sie mit dieser Art innerem Dialog nichts anfangen können, dann versuchen Sie, Ihre Krankheit zu malen oder zu tanzen. Vielleicht kann sie sich nonverbal besser ausdrücken.

Seien Sie kreativ und probieren Sie einfach verschiedene Möglichkeiten aus.

Übungen dieser Art können Sie auf jeden Fall darin unterstützen, den eigenen Körper und seine Bedürfnisse wahrzunehmen. Wenn Sie einmal Vertrauen darin gefasst haben, dann werden Sie spüren, dass sich Ihr Körper auch viel eher »zu Wort meldet«. Sie werden viel eher ein Gespür und die nötige Intuition dafür entwickeln, was Ihrem Körper gut tut.

All die hier aufgeführten Übungen können Sie darin unterstützen, Ihren Körper bewusster wahrzunehmen, um einen besseren Zugang zur Intuition zu finden. Wie aber eingangs erwähnt, haben wir uns oftmals Jahrzehnte von unseren Körperempfindungen und Emotionen abgeschnitten und können ein empfindsames Spüren natürlich nicht von heute auf morgen erlernen. Vielleicht stellt sich während der Übungen auch ein Gefühl von emotionalem Schmerz ein. Ein Kloß im Hals oder ein Stechen in der Brust. Und vielleicht haben Sie an diesem Punkt noch ein wenig Angst davor, die Gefühle hochkommen zu lassen. Vielleicht aber verspüren Sie auch den tiefen Wunsch, sich zu öffnen, zu weinen, um so einen Zugang zu Ihren Gefühlen und Ihrer Intuition zu erlangen.

Die folgende Übung kann Sie bei diesem Schritt unterstützen. Sie stammt aus dem körpertherapeutischen Bereich, aus der Bioenergetik, und wirkt wie die Öffnung einer Schleuse.

Öffnung der Tränenschleuse

Die Übung wird liegend durchgeführt. Zwischen Ihren Schulterblättern liegt ein festes Kissen oder eine Rolle. Die Arme sind weit geöffnet und die Handflächen zeigen nach oben. Die Beine sind ebenfalls ein wenig geöffnet und liegen etwa schulterbreit auseinander.

Bleiben Sie nun einfach in dieser Stellung liegen, ohne bewusst etwas zu forcieren. Durch diese Stellung weitet sich ganz automatisch der Brustkorb. Und nach einer gewissen Zeit werden die Emotionen ganz unwillkürlich aufsteigen. Lassen Sie alles zu, was nun hochkommen und da sein möchte. Nehmen Sie es einfach an. Bedingungslos und vorurteilslos.

Sollten bei dieser Übung nicht direkt beim ersten Mal die Tränen fließen, dann seien Sie auch hier nicht frustriert oder enttäuscht. Alles braucht seine Zeit. Wir haben uns schließlich Jahrzehnte gegen unsere Gefühle gewehrt und können nicht erwarten, dass wir von heute auf morgen plötzlich offen und gefühlvoll sind. Wiederholen Sie die Übung und zeigen Sie sich selbst gegenüber Geduld und Liebe.

Oftmals ist Heilung bereits wirksam, auch wenn wir es auf den ersten Blick nicht sofort sehen. Auch wenn wir das Gefühl haben, dass nicht viel passiert – zum Beispiel in Momenten der Übung –, ist Heilung schon im Gange. Ja, allein Ihre tiefe, innere *Bereitschaft* zur Heilung ist bereits einer der wesentlichsten Schritte zur inneren und äußeren Heilung! Durch diese Bereitschaft beginnen wir, mehr Körper-Bewusstsein zu entwickeln, und werden dementsprechend sehr viel feinfühliger und sensibler. Wir beginnen, viel früher auf Signale und Hilferufe des Körpers und auch auf unsere Intuition zu hören.

Bleiben Sie geduldig. Mit der Zeit werden Sie mehr und mehr Körper-Bewusstsein entwickeln und immer öfter aus dem Bauch heraus wissen, wer oder was Ihnen gut tut.

Ein honigsüßes Lächeln

Inzwischen haben Sie einiges über Ihren Körper erfahren und gelernt, ihn auf neue Weise wahrzunehmen. Im Folgenden möchten wir Ihnen nun eine wundervolle Übung aus dem Taoismus zeigen, mit der Sie sich einmal bei Ihrem Körper bedanken können.

Vielleicht sind Sie krank und registrieren plötzlich, dass Sie überhaupt einen Körper haben. Aber leider nehmen Sie ihn vielleicht jetzt zum ersten Mal umfassender wahr – und zwar durch Schmerzen. Vielleicht haben Sie aber auch gerade eine Krankheit hinter sich und sind dankbar, wieder gesund zu sein. Wie bereits an anderer Stelle aufgeführt, ist eine Krankheit ein Hilfeschrei des Körpers, der gesehen und beachtet werden will. Schenken Sie ihm nun Beachtung – mit einem honigsüßen Lächeln.

Honigsüß bedeutet für die Taoisten zweierlei: Einerseits glauben sie, dass unsere Organe beim Lächeln ein honigähnliches Sekret absondern, das den Körper ernährt und ihm positive Energie zuführt. Andererseits sind die Qualität und die Beschaffenheit des Energieflusses in den Energiebahnen die von fließendem, goldenem Honig. Wenn man lange Körperübungen macht, wie zum Beispiel Qi Gong, kann man beispielsweise beim Üben des »kleinen Kreislaufs« diese Qualität von fließendem Honig direkt erfahren. Sind wir hingegen zornig, aggressiv und schlecht gelaunt, kommt es zur Absonderung eines schädlichen Sekrets, welches sich negativ auf den Organismus auswirkt und die Energieleitbahnen des Körpers verstopfen kann. Darum: Gönnen Sie sich und Ihren Organen ein Lächeln!

Setzen Sie sich bequem mit geradem Rücken hin. Atmen Sie einige Male tief bewusst ein und aus. Versuchen Sie, mit ungeteilter Aufmerksamkeit bei der Übung zu sein und zu bleiben. Spüren Sie, wie Ihre Sitzknochen und Ihr Po Kontakt mit dem Stuhl haben? Berühren Ihre Füße den Boden? Sitzen Sie die ganze Zeit aufrecht oder sacken Sie nach einigen Momenten wieder in sich zusammen und schweifen mit Ihren Gedanken ab? Wie atmen Sie? Ruhig und tief oder oberflächlich? Versuchen Sie, so viel wie möglich vom gegenwärtigen Moment wahrzunehmen.

Nehmen Sie nun Ihren Atem wahr, ohne ihn verändern zu wollen. Versuchen Sie, sich dabei zu entspannen. Stellen Sie sich vor, dass alles, von dem Sie sich befreien möchten, durch Ihre Füße in den Boden abfließt und an dieser Stelle kleine Butterblumen wachsen werden.

Schließen Sie die Augen und gehen Sie dann zuerst zu den Füßen: Lächeln Sie dem rechten Fuß zu. Verweilen Sie drei Atemzüge dort und lächeln Sie ihm weiter zu. Lächeln Sie ihm zu und bedanken Sie sich bei ihm dafür, dass er ohne Murren und Knurren jeden Tag mit Ihnen dorthin geht, wohin Sie möchten. Gehen Sie dann höher zur Wade und lächeln Sie der Wade zu. Dann weiter zum Knie. Lächeln Sie dem Knie zu und schicken Sie ihm ein kleines Lächeln, ein kleines Dankeschön. Wie viel hält dieses Kniegelenk für uns aus!

Gehen Sie dann in Gedanken weiter zum Oberschenkel. Auch dieser wird sich über ein Lächeln freuen. Danach ist die linke Seite dran: ein Lächeln für den linken Fuß, das linke Knie, den linken Oberschenkel. Nun kommen der Beckenboden und das Geschlecht dran. Mit einem Lächeln können Sie auch diesem Teil des Körpers dafür danken, dass Sie lebendige Sexualität erfahren und Wohlempfinden verspüren. Gehen Sie nun in Gedanken weiter zum Bauch und danken Sie Ihrem Magen und Ihrem Darm dafür, dass Sie alles verdauen, dass sie funktionieren und Ihnen dienen. Schenken Sie Ihrer Lunge ein Lächeln und einen kleinen Dank dafür, dass sie genauso für Sie arbeitet wie der Rachen, die Speiseröhre und der Hals. Gehen Sie dann weiter zu den Armen und danken Sie ihnen dafür, was sie bereit sind, alles für Sie zu tragen, ohne sich zu beschweren, ohne sich zu verletzen.

Danken Sie Ihrem ganzen Körper dafür, dass er da ist und funktioniert, denn dies ist bei weitem keine Selbstverständlichkeit.

Falls Sie mit einer chronischen Krankheit leben – zum Beispiel Diabetes oder Schrumpfniere, Brustkrebs oder Herzmuskelentzündung –, können Sie es sich zur täglichen Übung machen, dem erkrankten Organ mehrmals am Tag bewusst zuzulächeln. Diese besondere Art von Zuwendung kann Ihr ganz individueller Beitrag zur intuitiven Heilung sein.

In Verbindung mit dieser Übung mögen Ihnen wesentliche Teile zu Ihrer Heilung bewusst werden. Denn auf diese Weise tauchen oft lange vergessene Erinnerungen auf. Dann kann die Empfindung einer zurückliegenden schmerzhaften Erfahrung ganz unmittelbar werden. Und Sie können dies bewusst anerkennen, indem Sie diese inneren Bewegungen vollständig empfangen: »Ja, so war es für mich.«

Die Weisheit des Herzens

Der Prediger des Dorfes war ein ungewöhnlicher und eigentümlicher alter Mann. Die Menschen aus der Gemeinde zitterten, wenn sie ihn sahen, und sie gingen sehr ungern zu ihm in die Predigt. Niemals lachte er und er war in seinen asketischen Übungen gegen sich selbst unerbittlich. Er glaubte an selbst zugefügten Schmerz und forderte dies auch von der Gemeinde. Er fastete mehrmals im Jahr über Wochen hinweg und sowohl im Sommer als auch im Winter trug er nur ein dünnes Gewand.

Eines Tages vertraute er einem bekannten Zenmeister, der zu Besuch kam, eine geheime Sorge an: »Ich habe ein Leben der Entsagung geführt und alle Gebote meiner Religion befolgt. Ich faste und lebe nach den strengen Regeln der Askese und alles, was mir Freude bereitet, untersage ich mir. Doch da ist etwas, was mir fehlt, und ich kann nicht herausfinden, was. Können Sie es nicht sagen?« Der Zenmeister sah ihn mit tiefem Mitgefühl an und sagte: »Ja, das Herz.«[34]

In den bisherigen Übungen ging es vor allem um die grobstoffliche Wahrnehmung des Körpers und des Atems. Wir möchten nun noch einen Schritt weitergehen und Sie über den Körper hin zu den feinstofflicheren Ebenen und zu Ihrem Herzen führen.

Bereits an anderer Stelle haben wir darauf aufmerksam gemacht, wie wichtig Achtsamkeit bei den Übungen ist. Wenn wir achtsam sind, sind wir auch gleichzeitig mehr im Hier und Jetzt. Die Achtsamkeit fordert uns sozusagen auf, uns auf den gegenwärtigen Moment zu konzentrieren. Das ist sehr wichtig. Denn erst wenn wir präsent im Hier und Jetzt sind, werden uns unsere Gedanken, unsere Haltungen und unsere Identifikationen stärker bewusst.

Um präsent im Hier und Jetzt zu sein, praktizieren viele spirituelle Traditionen die *Meditation*. Beim Sitzen, einer Form der Meditation, verharren wir über einen längeren Zeitraum bewegungslos, um unseren Atem und unsere Gedanken wahrzunehmen. Natürlich gibt es zahlreiche Formen der Meditation, auch dynamische, bei denen der Körper geschüttelt und bewegt wird. Aber in unserem Zusammenhang möchten wir uns auf die Sitzmeditation beschränken.

Für viele Menschen ist es am Anfang der Meditation ungewohnt, über einen Zeitraum von 20 oder gar 40 Minuten still zu sitzen und nichts zu tun. Mit zunehmender Praxis wird jedoch diese Zeit meist als enorme Wohltat erlebt und als Möglichkeit, zur Ruhe und zur eigenen Mitte zu gelangen.

> Lerne, Kontakt zu der Stille in dir aufzunehmen,
> und wisse,
> dass alles in diesem Leben einen Sinn hat.
>
> ELISABETH KÜBLER-ROSS

Sitzmeditation

Beginnen können Sie die Meditation mit 20 Minuten. Die optimale Länge beträgt 40 Minuten. Suchen Sie sich einen Ort, an dem Sie nicht gestört werden. Am besten eignet sich der frühe Morgen, weil es dann noch ruhig ist. Setzen Sie sich auf den Boden. Sie können aber auch auf einem Stuhl meditieren. Wenn Sie in dem üblichen Meditationssitz meditieren wollen, dann achten Sie bitte darauf, ob Sie im Laufe der Zeit Ihren Meniskus spüren. Wenn ja, sollten Sie auf den traditionellen Meditationssitz verzichten und sich ein Meditationsbänkchen anschaffen oder auf dem Stuhl sitzen.

Konzentrieren Sie sich nun auf das Ein- und Ausströmen Ihres Atems, ohne ihn zu beeinflussen. Versuchen Sie, mit Ihrer Aufmerksamkeit beim Atem zu bleiben. Um sich ganz auf den Atem konzentrieren zu können, bieten sich folgende Möglichkeiten an: Zählen Sie Ihre Atemzüge nach jedem Ausatmen im Geiste von eins bis zehn. Einatmen, Ausatmen – eins. Einatmen, Ausatmen – zwei. Zählen Sie bis zehn und beginnen Sie wieder von vorne. Wenn Sie sich vor dem zehnten Atemzyklus bereits wieder in Ihren Gedanken verloren haben, können Sie wieder bei eins anfangen. Versuchen Sie, zehn Minuten so zu meditieren und zu zählen. Wenn Sie mit Ihren Gedanken abschweifen, holen Sie sich immer wieder liebevoll zurück und beginnen bei eins.

Nun ändern Sie die Zählweise. Zählen Sie vor dem Einatmen: Eins – einatmen, ausatmen. Zwei – einatmen, ausatmen. Durch die Verlagerung der Aufmerksamkeit vertiefen sich nun Konzentration und Entspannung. Wenn Sie zehn Minuten auf diese Weise gezählt haben und sich dabei auf Ihren Atem konzentriert haben, können Sie sich im Anschluss noch weitere zehn Minuten auf den Atem konzentrieren, ohne ihn dabei zu zählen.

Versuchen Sie, die Sitzmeditation so oft wie möglich zu machen. Denn sie stellt eine wundervolle Möglichkeit dar, uns in die Gegenwart zurückzuholen. Und wenn wir in der Gegenwart sind, sind wir präsent. Und wenn wir präsent sind, sind wir auch gleichzeitig mit unserer Intuition verbunden.

Wer die Wahrheit des Herzens finden will, muss alles aufgeben, was der Verstand weiß. Er muss Schicht um Schicht sein Denken durchstoßen bis an den Kern; und dann den Kern des Denkens durchschauen; bis das Bewusstsein leer ist vom Denken und frei, zu fühlen. Sieht er Bilder in seinem Geist auftauchen anstatt der Gedanken, Bilder, die aus der Tiefe seines Bewusstseins kommen und Erleuchtung bringen, so nehme er sie dankbar zur Kenntnis und wende sich wieder dem Fühlen zu. Empfängt er Gedanken, erhabene und wahre und tiefe Gedanken, so nehme er sie dankbar zur Kenntnis und wende sich wieder dem Fühlen zu. Wer sich nicht beirren lässt in seiner Absicht, die Wahrheit seines Herzens zu finden, der wird sie finden – und zwar als ein unmittelbares Gefühl.

SAFI NIDIAYE[35]

Wie bereits in diesem Buch erwähnt, wirken bildhafte Vorstellungen, Visualisationsübungen, aber auch Tanz- und Maltherapien auf verschiedenen Ebenen. Sie bringen uns von der rationalen, dominanten Hirnhälfte weg und unterstützen unsere Empfänglichkeit und fördern damit den Zugang zur Intuition und zur Weisheit des Herzens.

Übungen solcher Art mobilisieren die Ausrichtung, nähren das Seelenleben, können sensomotorische Fähigkeiten verbessern und höhere Bewusstseinszustände zugänglich machen, weil viele psychische und körperliche Prozesse – auch solche, die wir »unbewusst« nennen – gleichzeitig in Gang gesetzt werden. Aus diesem Grund möchten wir Sie zu folgender Übung ermuntern.

Dem Herzen Gestalt verleihen

Der erste Teil der Übung lässt sich alleine, zu zweit oder sogar in einer Gruppe machen. In einer Gruppe kann eine solche Übung noch mehr Spaß bringen. Und Spaß dabei ist immer gut. Wir nehmen uns, unseren Verstand und unsere Gefühle nämlich oftmals viel zu ernst – was zeigt, wie sehr wir mit ihnen identifiziert sind. Bekommen wir Abstand zu unseren Gefühlen und unserem Verstand, dann können wir sie meist auch mit etwas mehr Humor betrachten, was natürlich nicht bedeuteten soll, ihnen nicht den ihnen gebührenden Raum zu geben.

Malen Sie Ihre Gefühle, die Anteile Ihres Verstandes und Ihr Herz als Personen, Tiere, Pflanzen oder andere Wesenheit. Verleihen Sie ihnen Gestalt. Mit Namen, vielleicht sogar einem Spitznamen, der die entsprechende Charakteristik noch etwas besser hervorhebt. Versehen Sie auch solche Gefühle, die Sie eigentlich nicht so gerne an sich feststellen, mit Kosenamen. Damit werden sie gewürdigt.

Geben Sie den Motiven Raum und Farbe. Nehmen Sie also nicht nur einen kleinen Zettel, sondern ein großes DIN-A3- oder sogar DIN-A1-Blatt. Aber malen Sie nicht mit dem Verstand. Das heißt, bewerten Sie das Bild nicht schon im Vorfeld. Es geht bei einer solchen Übung nicht darum, etwas zu repräsentieren, sondern um Ihnen etwas bewusst zu machen. Lassen Sie Ihrer bildlichen Vorstellung Raum und geben Sie sich Zeit. Sollte bei der Übung oder bereits jetzt eine Stimme in Ihnen laut werden, die sagt:»Das kann ich nicht«, dann beobachten Sie, welcher Anteil da in Ihnen spricht, Sie verurteilt und bewertet – und malen Sie trotzdem.

Wenn Sie diese Übung in einer Gruppe machen, dann können Sie die Bilder zum Schluss gemeinsam anschauen und raten, wer sich hinter dem jeweiligen Bild verbirgt.

Solche Übungen sind, wie bereits oben erwähnt, sehr heilsam. Sie helfen uns dabei, unseren Anteilen mehr Raum zu geben und sie dann in unser Herz zu integrieren. Darüber hinaus sind manche Anteile in uns machtvoller, als wir annehmen, und werden sichtbarer, wenn wir sie malen.

Mit der folgenden Übung begeben Sie sich auf eine Phantasiereise. Auch diese Übung können Sie wieder alleine, zu zweit oder in einer Gruppe machen. Wenn Sie die Übung alleine machen, dann empfiehlt es sich, sie auf Band zu sprechen. Zu zweit oder in der Gruppe liest jeweils eine Person die Übung vor. Empfehlenswerte Pausen zwischen einzelnen Passagen werden mit drei Strichen (---) gekennzeichnet. Atmen Sie an dieser Stelle einige Male tief ein und aus.

Das Herz auf dem Thron

Der Meister wurde schon zu Lebzeiten eine Legende. Man erzählte, dass Gott selbst einmal seinen Rat einholte: »Ich möchte mit den Menschen Versteck spielen. Ich habe meine Engel gefragt, wo ich mich am besten verstecken könnte. Einige sagten, in der Tiefe des Ozeans, andere, auf dem höchsten Berggipfel, wieder andere, auf der erdabgewandten Seite des Mondes oder auf einem fernen Stern. Was schlägst du vor?« Sagte der Meister: »Verbirg dich im menschlichen Herzen, das ist der letzte Ort, an den sie denken werden.«

ANTHONY DE MELLO[36]

Lege dich ganz bequem auf den Rücken. Atme einige Male tief ein und aus, um hier und jetzt anzukommen. --- Spürst du den Boden, auf dem du liegst? --- Nimm wahr, wie er dich trägt. --- Stell dir vor, dass du einen Waldweg entlanggehst, und plötzlich erscheint vor dir ein wunderschönes Schloss. --- Geh neugierig und wachsam hinein. Wenn du die große Halle durchquerst, kommst du an einen Thronsaal. Geh hinein. --- In dem Saal triffst du viele dir bekannte Menschen. --- Aber auch dich selbst! Denn während du auf den Thron zugehst, erkennst du, wer dort sitzt. Wer ist es? --- Sind es deine Gefühle, deine inneren Kritiker, deine Moralvorstellungen, dein Verstand? --- Wie sehen sie aus und was strahlen sie aus? --- Zu Füßen des Regenten sitzen dein Herz und deine unterdrückten Gefühle. --- Sitzen sie freiwillig dort, sozusagen als Ratgeber des Herrschers? --- Oder sitzen sie ungesehen dort? --- Stell dir vor, wie der Regent aufsteht und den Thron an das Herz übergibt. --- Das Herz bedankt sich bei dem Regenten dafür, dass er irgendwann einmal die Herrschaft übernommen hat, weil es für das Herz die einzige Überlebenschance gewesen ist. Denn es wurde einmal so verletzt, dass es Angst hatte zu sterben und deshalb die Regierung abgab. --- Der Verstand ist nun sehr erleichtert, dass er nicht mehr allein regieren muss, sondern dass das Herz endlich wieder den Thron eingenommen hat. ---

Das Herz bittet nun jedes der ungesehenen Gefühle, zum Thron zu kommen, vorzusprechen und seine Geschichte zu erzählen. --- Denn auch die Gefühle haben irgendwann die Funktion übernommen, das Herz zu schützen. Besonders die Angst. ---

Nachdem ein jedes dieser Gefühle vorgetragen hat, warum es so präsent ist, hat das Herz es in seine Arme genommen und sich dafür bedankt, dass es ihm so lange gedient hat. --- Es erklärt allen Gefühlen, dass sie von ihm aufgenommen werden und sich jetzt erst einmal entspannen können. ---

Nun ist es wieder Zeit zu gehen. Du gehst mit dem Wissen, dass du jederzeit in den Thronsaal zurückkehren und dein eigenes Herz um Rat und um Annahme bitten kannst. ---

Mache jetzt noch einige tiefe Atemzüge, dehne und strecke dich, bevor du aufstehst und diese Reise vielleicht niederschreibst oder mit deinem Vorleser darüber sprichst. Indem wir uns mitteilen, können wir solche Erfahrungen ebenfalls noch einmal manifestieren.

Auch die folgende Meditation eignet sich sehr gut, um mit dem eigenen Herzen in Kontakt zu kommen.

Herzmeditation

Wenn wir fragen: »Folge ich einem Weg mit Herz?«, werden wir feststellen, daß uns niemand genau beschreiben kann, was für ein Weg das sein soll. Es bleibt uns nichts anderes übrig, als dieser Frage mit all ihren Untertönen von Geheimnis und Schönheit in unserem Wesen Raum zu geben und ihrem Klang zu lauschen. Dann werden wir irgendwo in uns selbst die Antwort hören, und wir werden sie verstehen. Wenn wir ganz still sind und ganz aufmerksam lauschen, sei es auch nur einen Augenblick lang, werden wir wissen, ob wir einem Weg mit Herz folgen oder nicht.

JACK KORNFIELD[37]

Setzen Sie sich für diese Meditation aufrecht auf einen Stuhl oder in der üblichen Meditationshaltung auf den Boden. Wenn Sie aufrecht sitzen, dann bleibt auch der Geist wacher, als wenn Sie die Übung im Liegen praktizieren. Wenn Sie möchten, schließen Sie die Augen. Sie können Sie aber auch halb geschlossen auf eine Kerze oder auf eine Blume in einem Abstand von einem halben Meter vor Ihnen richten.

Schließen Sie die Augen und atmen Sie zuerst einige Male tief ein und aus, um ganz im Hier und Jetzt anzukommen. Versuchen Sie, zuerst einmal Ihren Körper wahrzunehmen: Wie fühlt er sich an? Ist er angespannt oder entspannt? Fühlt er sich warm an? Oder eher kalt? Gehen Sie nun mit Ihrer Aufmerksamkeit in den Brustbereich, in den Herzraum. Atmen Sie nun zuerst einige Male tief dort hinein. Wie fühlt sich dieser Bereich an? Ist er verkrampft oder eher locker? Haben Sie beim Einatmen das Gefühl von Weite? Oder haben Sie eher das Gefühl, als wenn eine schwere Eisenplatte Druck ausübt und Sie davon abhält, tief einzuatmen?

Erforschen Sie Ihren Brustraum und lassen Sie sich Zeit dabei. Atmen Sie immer wieder tief und entspannt ein und aus. Versuchen Sie aber auch hier, nichts zu erzwingen. Wenn Ihr Brustraum nur eine bestimmte Menge von frischem Einatem zulässt, dann akzeptieren Sie dies. Ihr Brustraum – sowie Ihr Herz – werden sich mit der Zeit von allein weiten.

Nachdem Sie Ihren Brustraum ausreichend erforscht haben, sagen Sie sich nun beim Einatmen innerlich folgenden Satz: »Möge ich von meinem eigenen Herzen berührt werden.« Beim Ausatmen entspannen Sie Ihr Herz und nehmen es einfach nur wahr – ohne es zu bewerten und ohne aufsteigende Gefühle zurückhalten oder verändern zu wollen.

Beim nächsten Einatmen wiederholen Sie den Satz wieder und beim Ausatmen entspannen Sie wieder. Versuchen Sie, mit Ihrer ungeteilten Aufmerksamkeit bei der Atmung und bei Ihrem Herzen zu bleiben. Sobald Sie bemerken, dass Sie mit Ihren Gedanken abschweifen, holen Sie sich liebevoll wieder zurück. Beenden Sie die

Meditation dann mit einigen tiefen Atemzügen, bevor Sie erfüllt mit Herzenswärme den Tag beginnen.

Sie können die Meditation der Herzenswärme auch noch mit anderen Sätzen erweitern:

»Möge ich mit Herzenswärme erfüllt sein.«

»Möge ich gesund sein.«

»Möge ich mich friedlich und gelassen fühlen.«

»Möge ich glücklich sein.«[38]

Zögern Sie nicht, im Laufe der Zeit auch andere Menschen in diese Meditation mit einzubeziehen. Vielleicht ist ein Mensch in Ihrer Nähe krank und Sie spüren, dass er/sie keinen Zugang zum eigenen Herzen hat. Möglicherweise gibt es jemanden, der sich in einer anderen schwierigen Situation befindet – vor der Scheidung beispielsweise oder auch nach dem Tod eines Familienmitglieds. Unterstützen Sie ihn, indem Sie ihn/sie mit in Ihre Meditation einbeziehen.

Sie können die Meditation aber auch noch weiter ausdehnen und Menschen mit einbeziehen, die Sie gar nicht kennen, die aber Unterstützung benötigen – in Krisen- oder Kriegsgebieten zum Beispiel. Sie können aber auch alle Wesen dieser Erde in Ihre Herzensmeditation mit einbeziehen, denn Sie werden im Laufe der Zeit erkennen, dass Ihr Herz enorm groß ist. Wenn wir uns davon lösen können, mit den kritischen Verstandesmustern zu verurteilen und zu bewerten, dann ist im Herzen Platz für alles und für jeden.

Meditation der Vergebung

Man sieht nur mit dem Herzen gut.
Das Wesentliche ist für die Augen unsichtbar.

ANTOINE DE SAINT-EXUPÉRY

Je mehr die Bereitschaft zur Öffnung des Herzens besteht und es sich öffnet, desto leichter können wir auch uns und anderen Menschen vergeben. Und Vergebung ist eine sehr wichtige Voraussetzung für Heilung, die es uns erlaubt, glücklich und zufrieden leben zu können.

Halten uns hingegen Gefühle wie Hass, Kummer oder Schuldgefühle gefangen, werden wir kaum in der Lage sein, wirklich und auf einer tieferen Ebene mit unserem Herzen in Kontakt zu treten. Wirklich tiefe Vergebung kann nur aus dem Herzen fließen. Wenn wir einem Menschen, der uns verletzt hat, oberflächlich und nur mit dem Verstand vergeben, dann werden uns die Wut und der Hass eines Tages wieder wie ein dunkler Schatten einholen.

Aber auch uns selbst können wir nur aus dem tiefsten Herzen verzeihen – und meistens fällt es uns sogar schwerer, uns selbst für etwas zu verzeihen, was wir getan oder unterlassen haben. Der Hass, den wir uns selbst gegenüber empfinden, kann so stark sein, dass er durch seine Negativität Samen für eine Krankheit in uns sät – eine Art der Selbstbestrafung. Deshalb können wir nur heil werden – wie immer auch diese Heilung aussehen mag –, wenn wir uns selbst vergeben.

Setzen Sie sich nun wieder in der üblichen Meditationshaltung auf den Boden. Der Rücken sollte wie immer aufrecht sein. Sie können sich aber auch auf einen Stuhl setzen. Dabei haben die Füße guten Kontakt mit dem Boden und der Rücken ist ebenfalls gerade.

Amten Sie einige Male tief ein und aus, um im Hier und Jetzt anzukommen. Stellen Sie sich dabei vor, wie Sie sich mit jedem Einatmen entspannen und mit jedem Ausatmen Stress und Anspannung von Ihnen abfällt. Wenn Sie merken, dass Sie entspannter sind, richten Sie Ihre Aufmerksamkeit beim Atmen auf den Brustbereich. Stellen Sie sich nun vor, wie sich Ihr Herz mit jedem Einatmen ein wenig mehr öffnet. Mit jedem Ausatmen fällt hingegen mehr Stress von Ihnen ab.

Versuchen Sie sich nun an eine Situation zu erinnern, in der Sie sich selbst gegenüber untreu geworden sind. Vielleicht haben Sie sich in einer Situation selbst verleugnet. Vielleicht gibt es aber auch eine Situation, in der Sie sich selbst schlecht behandelt haben und heute die Folgen dafür tragen müssen – zum Beispiel exzessiver Alkoholkonsum oder andere Formen des körperlichen Raubbaus. Verurteilen Sie sich immer noch für dieses Verhalten? Auch wenn es vielleicht schon fünf oder zehn Jahre zurückliegt? Selbst wenn es eine Situation war, die Ihnen erst gestern passiert ist, so ist es sehr wichtig, sich selbst zu vergeben. Vergebung öffnet die Herzen und lässt uns ihre Sprache besser verstehen.

Versuchen Sie, sich nur eine ganz bestimmte Situation konkret vor Augen zu halten. Vielleicht will aber in diesem Moment Ihr innerer Kritiker oder Ihr innerer Richter die Gunst der Stunde nutzen und Sie für Ihr Verhalten in vielen anderen Situationen verurteilen, sodass Sie vor lauter Selbstjustiz das Gefühl haben, ein durch und durch schlechter Mensch zu sein. Holen Sie sich in einem solchen Moment wieder liebevoll zur Meditation zurück und beginnen Sie erneut bei der einen bestimmten Situation. Sagen Sie sich innerlich:

»Ich verzeihe mir für mein Verhalten.«
oder:
»Ich verzeihe mir dafür, wie ich mich mir gegenüber verhalten habe.«

Da wir uns selbst gegenüber die größten Kritiker und Richter sind, wird es vielleicht einige Zeit dauern, bis Sie sich selbst ganz von Herzen verzeihen können. Sobald Sie in der Meditation wahrnehmen, dass Ihr Richter überaktiv wird, verbeugen Sie sich vor ihm und kehren Sie dann wieder liebevoll zu Ihrem Satz zurück. Sprechen Sie sich ihn beim Einatmen innerlich vor und entspannen Sie beim Ausatmen ganz in das Gefühl der Vergebung heinein.

Vielleicht überfällt Sie ein tiefes Gefühl von Scham und Reue. Registrieren Sie diese Gefühle, ohne sich völlig davon einnehmen zu lassen. Atmen Sie so lange Widerstände aus, bis Sie merken, dass sich Ihr Herz wieder mehr öffnet und Sie sich beim Ausatmen wieder ganz in das Gefühl der Vergebung hinein entspannen können.

Atmen Sie zum Abschluss der Meditation noch ein paar Mal in Ihr Herz ein und aus, bevor Sie sich dehnen und strecken, um sich selbst und der Welt wieder neu – und mit einem offenen Herzen zu begegnen.[39]

TEIL 5

Der intuitive Weg zur Heilung

Gesund werden aus der Kraft
der Intuition

Der Körper beherbergt das
ganzheitliche Sein

Das ganzheitliche Sein ist wie der Ozean des Lebens. Der menschliche Körper wird aus diesem Ozean als lebendiges Geschöpf geboren und kehrt zu ihm zurück. Der Körper ist also eine Spielart des Göttlichen, ein individueller Ausdruck des großen Ganzen, der Lebensenergie. Das Auf und Nieder des Atems, das Pulsieren unserer Herzen und aller Zellen, der Tanz der sexuellen Vereinigung sind die Wellen des Ozeans, der alles Leben in sich vereint.

Der zivilisierte Mensch scheint diesen Ursprung vergessen zu haben und kann das allumfassende Sein nicht mehr wahrnehmen. Er empfindet es nicht bewusst und erkennt nicht, dass er in seinem Leib nur aus dieser Kraft des Seins existiert. Der verstandesbetonte Mensch vernimmt die Stimme des ganzheitlichen Lebens nicht mehr. Aus diesem Grunde klammert er sich an das, was er denken und greifen kann. So verebben das Strömen und Branden in seinem Körper.

Die menschliche Sehnsucht,
empfangen zu werden

Ein Neugeborenes kommt in diese Welt, um sich selbst in seiner Einzigartigkeit und Ganzheit als ein bewusstes Wesen zu erfahren. Dafür hat es den Körper als vorübergehende Behausung gewählt. Bei seiner Geburt möchte es vollkommen vorbehaltlos in

Unschuld und mit der Reinheit des Herzens willkommen geheißen werden. Auf welche Weise das menschliche Wesen bei seiner Geburt von seinen Eltern oder anderen in Empfang genommen wird, prägt die Grundlage seiner Einsichten und Vorstellungen vom Erdenleben.

Doch die Menschen, die uns am Anfang unseres Lebens empfangen und uns dann weiter begleiten, sind oft voller Angst und Sorgen. In der sensiblen Berührbarkeit und Zartheit des Neugeborenen spüren wir zuerst die Ängste und Nöte unserer Nächsten. So wird verständlich, dass jeder Mensch frühzeitig mit Erfahrungen in Kontakt kommen kann, die ihn ängstlich, misstrauisch oder verzweifelt sein lassen. Dies kann bei ihm den Eindruck erwecken, dass er nicht willkommen und vollständig sei. Doch welcher Mensch sehnt sich nicht danach, um seiner selbst willen geliebt zu werden und als das angenommen zu sein, was er ist? Wird ihm diese Erfahrung des bedingungslosen Empfangenseins vorenthalten, kann dies zu Leiden und auch zu Krankheit führen.

Intuitive Heilung hat deshalb die wesentliche Absicht, den Menschen zu empfangen und zu seiner Ganzheit zurückzuführen. Dass wir diesen Weg auf intuitive Weise gehen, beinhaltet das Zurücktreten von Urteilen und Bewertungen und führt den Menschen in eine umfassende Freiheit, gegenwärtig zu sein und das Leben als Ganzes zu erfahren: als Einheit von Körper und Seele, Geist und Gefühlswelt. Auf diese Weise können wir in allem und jedem die Vollkommenheit erkennen und mit unserem ganzen Sein erfahren. So würdigen wir, dass jeder in der Schöpfung seinen wahren Platz einnimmt als Ausdruck der universellen Ordnung.

Wenn die Haltung zur Krankheit wird

Kranksein fordert jeden Menschen heraus, sich mit der Flüchtigkeit der physischen Existenz und der Begrenztheit seiner Vorstellungen vom Leben auseinander zu setzen. Krankheit kann auf allen Ebenen des menschlichen Seins erscheinen: auf der Ebene des Körpers (z.B. als Migräne, Rheuma, Herzinfarkt), im Bereich der Emotionen (wie bei Depressionen, Hysterie, Melancholie) oder in der Welt des Geistes (Schizophrenie, Wahn, Manie). Uns beschäftigen hier hauptsächlich Zustände des Krankseins, in denen der Körper schreit und aufbegehrt, weil die Seele weint oder ihre dringendsten Bedürfnisse unterdrückt werden.

Auf dem Weg der intuitiven Heilung suchen wir nach dem, was die Seele zum Weinen bringt oder worin genau sie sich nicht ausdrücken oder mitteilen kann. Dazu erforschen wir das gegenwärtige Erleben, in dem sich unsere Haltung oder Rolle spiegelt. Wir gehen hierbei davon aus, dass sich die Seele vollständig verkörpern und den Körper allumfassend beseelen will. Seelisches drückt sich aus durch Empfindung und wird über Empfindung erfahrbar. Durch die Identifikation mit dem Verstand und die Betrachtung des Körpers als Besitztum statt als Verkörperung des allumfassenden Seins ist die Dimension der Seele als Lebensimpuls im eigenen Leben jedoch in den Hintergrund getreten. Die Haltung oder die Krankheit erzählt davon, was ich in meiner Geschichte nicht empfinden konnte und was (ich) nicht leben durfte.

Wie bereits im ersten Teil des Buches beschrieben, herrscht in manchen alternativen Heilsystemen der Glaube vor, dass wir Krankheiten wegvisualisieren können und uns gesund denken können. Dies ist aber leider nicht immer der Fall. Eine Armamputation kann man nicht wegdenken. Eine HIV-Infektion ebenfalls nicht. Wir können uns nur für die Krankheit öffnen. In dem Moment, in dem wir bereit sind, dies zu tun, besteht die Chance, das, was gerade ist, anzunehmen. Und in dem Moment, wo wir das annehmen, was ist, kommen wir auch mit unserer Intuition in Kontakt. Dann wissen wir, was zu tun ist und was für uns das Beste ist – auch wenn dadurch nach außen hin die Krankheit vielleicht nicht verschwindet. Aber durch die Annahme dessen, was ist, kann in unserem tiefsten Innern große Heilung passieren.

Die folgende Übung bringt bei bestehender Krankheit behutsam in Kontakt mit Ängsten, Schmerz und Endlichkeit. Sie stärkt das Vertrauen und öffnet den Raum für das Annehmen von allem, was ist.

Sich der Krankheit öffnen

Suchen Sie sich eine Stellung, in der Sie einige Minuten ruhig und bequem sitzen oder liegen können. Richten Sie Ihre Aufmerksamkeit nun auf Ihre Krankheit: vielleicht auf den körperlichen Schmerz, den sie verursacht, oder auf das seelische Leiden, das Sie durch diese Krankheit erfahren. Gestatten Sie sich, dass sich die Empfindungen, die damit zusammenhängen, ausbreiten können. Geben Sie ihnen Raum und Aufmerksamkeit. Seien Sie achtsam dafür, ob Ihr Geist oder Ihr Körper die Tendenz entwickelt, die Unannehmlichkeit, die mit dieser Empfindung einhergeht, verdrängen oder ausschließen zu wollen.

Versuchen Sie nun, mit Ihrem Bewusstsein sowohl den Schmerz als auch den Widerstand gegen den Schmerz wahrzunehmen. Sie sind beide präsent, aber nicht eins, sondern voneinander getrennt. Erkennen Sie, wie sehr Sie dazu tendieren, sich mit dem Widerstand gegen die jetzige Situation, gegen die Krankheit und die Schmerzen zu identifizieren. Nehmen Sie wahr, wie Sie sich immer mehr damit identifizieren. Spüren Sie, dass Sie dazu tendieren, den Schmerz zu leugnen, zu isolieren oder sogar vollständig verdrängen zu wollen.

Versuchen Sie nun, sich stattdessen vollständig für die Schmerzen zu öffnen. Sollte in diesem Moment die Vorstellung in Ihnen entstehen, dass Sie sterben müssen, falls Sie sich vollständig für den Schmerz öffnen, dann machen Sie sich bewusst, dass es sich dabei um eine Vorstellung handelt. Nicht der Schmerz selbst ist das, was Sie so sehr leiden lässt, sondern Ihr Widerstand gegen den Schmerz. Versuchen Sie, sich ganz und gar für diese Erfahrung zu öffnen. Wenn die Angst immer wieder aufkommt, dass Sie glauben, sterben zu müssen, dann gehen Sie dieses Wagnis ein. Öffnen Sie sich vollkommen dafür. Wenn Sie glauben, den seelischen Schmerz nicht auszuhalten, der auftaucht, dann seien Sie bereit, zu sterben. Erkennen Sie, dass diese Angst eine Vorstellung ist. Nichts weiter als eine Vorstellung. Es ist der Widerstand, der Ihr Herz verschließt und in Ihnen ein permanentes Gefühl von Unwohlsein, Spannung und der Angst vor dem Tod hinterlässt.

Entspannen Sie sich in den Widerstand hinein. Nehmen Sie die Krankheit so, wie sie jetzt ist, Stück für Stück an – und zwar so lange, bis Sie bereit sind, sie vollständig anzunehmen. Wenn Angst auftaucht, nehmen Sie sie wahr, ohne sich damit zu identifizieren. Stellen Sie sich vor, dass sie ein Gedanke ist, der sich auflöst wie eine Wolke am Himmel. Nehmen Sie auch den Widerstand wahr. Auch er ist ein Gedanke. Nehmen Sie auch sich selbst wahr. Sie sind nun der Beobachter des Widerstandes und der Angst und werden von ihnen nicht mehr vollkommen aufgesogen. Lassen Sie alles da sein und gleichzeitig alles los – den Widerstand, die Angst und den Wunsch, irgendetwas ändern zu wollen.

Erkennen Sie, dass der Widerstand nur ein Gedanke ist. Genauso wie die Angst. Öffnen Sie sich für sie und lassen Sie sie los. Je mehr Sie sich für sie öffnen und bereit sind, sie vollständig zu erfahren, ohne sich damit zu identifizieren, desto schneller werden sie vergehen.

Wenn sie nicht sofort gehen wollen, dann öffnen Sie sich noch mehr für sie. Soweit es Ihnen möglich ist. Seien Sie dabei achtsam, ob ein Impuls entsteht, sich gegen die Öffnung für die Krankheit zu wehren.

Machen Sie die Übung so lange, wie Sie bereit dazu sind. Sie können sich nur mit dem Herzen öffnen. Versuchen Sie also nicht, sich dazu zu zwingen. Wenn Sie sich nach einigen Minuten überfordert fühlen, dann beenden Sie die Übung. Wiederholen Sie sie am nächsten Tag erneut für einige Minuten.

Machen Sie sich bitte immer wieder bewusst, dass sich unsere Ängste und Widerstände über Jahrzehnte aufgebaut haben und dass wir nicht in der Lage sind, sie innerhalb von zehn Minuten aufzulösen. Nur die Bereitschaft, sich immer wieder zu öffnen, ermöglicht einen neuen Zugang zur Krankheit und auch zur Intuition.

Dem inneren Heiler begegnen

Jeder Grashalm hat seinen Engel,
der sich über ihn beugt und ihm zuflüstert:
»Wachse, wachse.«

TALMUD

Nicht nur jeder Grashalm, sondern jedes Wesen und auch jeder Mensch hier auf Erden hat seinen eigenen unsichtbaren Arzt, Heiler und Schutzengel, der ihm hier auf Erden mit Rat und Tat zur Seite steht. Betrachten Sie zum Beispiel ein krankes Tier. Es weiß intuitiv, was ihm gut tut: Es zieht sich zurück und horcht in sich hinein, um zu hören, was es für seine Heilung braucht. Es ruht, bis es sich regeneriert hat, achtet auf seine innere Stimme und sein Gefühl, das ihm sagt, wann es wirklich gesund ist.

Vielleicht reagieren Sie aber im ersten Moment etwas ungläubig auf diese Vorstellung, dass Sie einen eigenen inneren Arzt, einen inneren Heiler oder sogar einen eigenen Schutzengel haben sollen. Vielleicht werden Sie sich jetzt fragen, warum Ihnen bislang noch keiner dieser inneren Verbündeten begegnet ist. Aber haben Sie ihn überhaupt schon einmal gerufen? Eine Heilerin, die einen sehr intensiven Kontakt mit Engeln pflegt, hat einmal gesagt: »Das ganze Universum ist voller Engel. Sie alle wollen uns helfen, aber nur wenige rufen sie!« Also: Ihr Schutzengel und Ihr innerer Heiler sind Ihnen näher, als Sie glauben! Probieren Sie es doch einfach einmal aus, ihn zu rufen!

Setzen Sie sich für die Begegnung in eine bequeme Sitzhaltung. Am vorteilhaftesten ist auch hier die Meditationshaltung mit aufrechtem Rücken, weil der Geist dadurch wach bleibt. Schließen Sie die Augen und atmen Sie einige Male tief ein und aus. Stellen Sie sich nun vor, dass Sie an einem wunderschönen Sommertag einen Waldweg entlanglaufen. Sie hören die Vögel zwitschern und genießen den Duft des Holzes und der Kräuter, die am Wegesrand stehen. Sie laufen einige Zeit, bevor Sie an einer Lichtung ankommen, die sonnendurchflutet ist. Auf dieser Lichtung steht Ihr innerer Heiler, Schutzengel oder Arzt und wartet auf Sie. (Es kann natürlich auch eine weibliche Person sein.) Sie werden spontan sehen, wer Ihnen begegnet.

Gehen Sie so auf dieses Wesen zu, als würden Sie einen alten Freund treffen. Ihr Heiler begleitet Sie schließlich schon Ihr ganzes Leben. Wenn Sie eine Frage an ihn haben, so stellen Sie sie ruhig. Lassen Sie sich Zeit für diese Begegnung. Wenn Sie das Gefühl haben, eine zufrieden stellende Antwort erhalten zu haben, danken Sie ihm und gehen den Waldweg wieder zurück. Atmen Sie noch ein paar Mal tief ein und aus, bevor Sie die Augen öffnen.

Manchmal sind die Antworten, die uns bei dieser Begegnung gegeben werden, sehr einfach und enthalten die Essenz von allem. Möglicherweise sagt Ihnen Ihr Heiler, Ihr Schutzengel einfach nur: »Entspanne dich« oder »Bleib bei dir.« Es mag sein, dass Sie in einem solchen Moment unzufrieden sein, weil Sie mit einer weitaus umfangreicheren Antwort gerechnet haben. Aber die wesentlichen Dinge sind viel einfacher, als wir meinen! Darum: Glauben Sie Ihrem inneren Heiler auch dann, wenn er Ihnen eine Antwort gibt, die nicht Ihren Erwartungen entspricht. Schreiben Sie die Antwort auf, vielleicht in Ihr Tagebuch oder auf einen Zettel, den Sie den ganzen

Tag bei sich tragen – und auf den Sie immer wieder schauen können. Vielleicht werden Sie schon einige Stunden später feststellen, dass hinter diesem kurzen, simplen Rat eine tiefe Weisheit steckt. Probieren Sie es einmal aus.

Vielleicht verrät der innere Heiler Ihnen aber auch den Namen einer Pflanze, den eines Tees oder einer Obstsorte, die Ihren Heilungsprozess unterstützen kann. Besorgen Sie sich dann, was Ihr Heiler Ihnen »verschreibt«, und lassen Sie sich in einem Reformhaus oder in einer Apotheke über die genaue Anwendung informieren.

Der innere Heiler und der äußere Arzt

Sie sind nun Ihrem inneren Heiler begegnet. Jetzt können Sie ihn näher kennen lernen und den Kontakt mit ihm vertiefen. Je lebendiger ein Austausch zwischen Ihnen beiden wird, umso aufmerksamer können Sie auf ihn hören. Möglicherweise rät er Ihnen eines Tages, einen Heilkundigen oder Arzt aufzusuchen. Ihre Intuition und der innere Heiler wissen unmittelbar, wann dies angemessen und der richtige Zeitpunkt für einen Arztbesuch gekommen ist.

Durch Ihre lebendige Verbindung mit dem inneren Heiler entwickeln Sie ein deutliches Empfinden für Ihre Bedürfnisse und Eingebungen und Sie können erkennen, welche Qualitäten ein für Sie geeigneter Arzt haben sollte. Falls Sie diesen Arzt noch nicht kennen, sollten Sie sich genau über Ihre Wünsche und Bedürfnisse klar werden. Sie können sich selbst einige Fragen stellen und intuitiv beantworten, bevor Sie sich auf die Suche nach Ihrem neuen Arzt begeben. Auch wenn Sie schon länger mit einem für Sie geeigneten und guten Arzt zusammenarbeiten, können Sie sich diese Fragen immer wieder stellen und beantworten. Hören Sie achtsam auf Ihre Intuition, auf die Antworten Ihres inneren Heilers und beherzigen Sie seine Weisheiten! Fragen Sie sich beispielsweise: Was ist für mich ein guter Arzt? Fühle ich mich bei meinem Arzt willkommen und wie empfängt er mich? Wie ist die Atmosphäre in seiner Praxis? Lässt er mich aussprechen, hört er achtsam zu und fragt er aufmerksam nach? Ist er offen für mich als Mensch? Wie viel Raum gibt er mir und meinen Visionen vom Gesundsein und wie sehr kann er meine Bedürfnisse auf meinem Weg zur Heilung respektieren? Prüfen Sie empfindsam, ob und wie er auf Sie eingeht und was er Ihnen vorschlägt, ob Sie sich von ihm verstanden fühlen und ob Sie sich auf seine Vorschläge einlassen können und wollen. Fragen Sie ihn alles, was Sie beschäftigt, und würdigen Sie sich in Ihren Bedürfnissen, mit Ihren Fragen und Themen ernst genommen werden zu wollen.

Auch die Frage »Kann mich dieser Arzt in meiner Selbstwahrnehmung unterstützen?« sollten Sie für sich sehr beherzigen und sich während des Gesprächs und im Kontakt mit ihm immer wieder selber stellen. Ob er Sie in der Selbsterforschung und Ihrer Selbstwahrnehmung unterstützt, werden Sie bemerken, wenn Sie sich selbst achtsam beobachten: In der Gegenwart Ihres Arztes sollten Sie sich nämlich entspannt und gelöst fühlen können und deutlich spüren, dass Sie hier am richtigen Ort zur rechten Zeit mit dem für Sie jetzt idealen Menschen sind. Ein wichtiges Kriterium kann für Sie vielleicht auch ein wohliges Körpergefühl sein.

Um Ihren Arzt besser einzuschätzen, können Sie ihn beispielsweise auch nach seinen Erfahrungen und seinem Weltbild befragen und vor allem erkunden, was er unter Kranksein versteht und was für ihn Gesundheit bedeutet. Wenn Sie wissen, was für Sie selbst Gesundheit ist, teilen Sie es ihm mit und fragen Sie ihn, ob er das versteht. Beobachten Sie ganz achtsam, ob Sie sich verstanden fühlen, und fragen Sie ihn, ob er Sie auf Ihrem Weg zur Heilung unterstützen kann und möchte.

Achten Sie auf Ihre Intuition. Dann erkennen Sie, ob Ihr Arzt Sie in Ihrer Krankheit annehmen, würdigen und sinnvoll begleiten kann.

Sich selbst im Kranksein würdigen

Auf dem intuitiven Weg kommen fast alle Menschen zu einer sehr ähnlichen und tief bewegenden Erkenntnis: Sie werden sich bewusst, dass sie sich selbst bisher fast ausschließlich über das Denken wahrgenommen haben. Im Erforschen und Bewusstwerden ihrer Lebenshaltung wird ihnen jedoch ein Tor zu einer viel weiteren Dimension geöffnet: Es ist der Raum der Empfindsamkeit und Empfänglichkeit.

Der Mensch erkennt sich selbst als empfindsam und entdeckt, dass er sich über die Empfindsamkeit völlig neu erfahren kann. Im Empfinden erlebt er etwas von sich, was er nicht denken kann. Nun kann er deutlich spüren, was für ihn in jedem einzelnen Moment wirklich wahr ist. Wenn er sich dieser ganz individuell erlebten Wahrheit hingeben kann, erfährt er sich in seiner Einzigartigkeit. Dies ist es, was einen Menschen in der Tiefe sättigt und nährt. Es stillt im Jetzt seine Sehnsucht nach dem Empfangenwerden. Dies gibt er sich nun selbst und muss es nicht mehr ständig im Außen suchen.

Selbsterforschung im Umgang mit Krankheit und Heilung

Meist sind wir anderen Menschen gegenüber sehr aufmerksam und mitfühlend. Sobald ein Mensch, der uns nahe steht, krank wird und Schmerzen hat, sind wir bemüht, ihn in seinem Heilungsprozess zu unterstützen. Wir verwöhnen und umsorgen ihn. Es macht uns Freude und es kann auch eine gewisse Erfüllung vermitteln, einen anderen Menschen zu umsorgen.

Oftmals spüren oder sehen wir schon lange vor seiner Erkrankung, dass mit ihm etwas nicht stimmt. Es scheint in der Natur des Menschen zu liegen, dass es ihm leichter fällt, andere feiner wahrzunehmen als sich selbst. Doch es ist unerlässlich, die Selbstwahrnehmung zu schärfen und zu erkennen, wann es für einen selbst an der Zeit ist, eine Ruhepause einzulegen und dem eigenen Körper mit mehr Mitgefühl zu begegnen.

Wie geht es Ihnen damit? Hören Sie Ihre eigene Stimme, die Ihnen ans Herz legt, am Wochenende einmal eine Arbeitspause einzulegen? Oder sind es Ihre Freunde oder Ihr Partner, die Sie darauf aufmerksam machen, wie schlecht Sie in letzter Zeit aussehen und dass Sie so wirken, als seien Sie urlaubsreif? Überhören Sie die innere Stimme, die Ihnen intuitiv rät, sich mal wieder richtig von Ihrem Hausarzt durchchecken zu lassen? Und ärgern Sie sich dann Wochen später, wenn es zu einer Erkrankung gekommen ist, die durch ebendiesen Besuch vielleicht hätte vermieden werden können?

Versuchen Sie, sich vor Augen zu halten, wie Sie mit Ihrem Körper verbunden sind. Wenn Sie spüren, dass Sie ihn vernachlässigt haben, können Ihnen die Übungen in Teil 4 dieses Buches helfen, neuen Kontakt mit ihm aufzunehmen. Je mehr es uns nämlich gelingt, auf den Körper zu hören, desto eher erkennen wir unsere Intuition und erkennen auch, was uns krank macht und was uns heilt.

Zu erkennen, was uns krank macht und was uns heilt, bedeutet, dass wir uns und der Stimme unseres Körpers vertrauen. Aber – und das wurde bereits öfters angesprochen – das bedarf einiger Übung. Die folgende Übung soll Sie darin unterstützen, dieses Vertrauen aufzubauen.

Für die nächste Übung bin ich durch Thich Nhat Hanh inspiriert worden, dem großen vietnamesischen Zen-Lehrer. Für ihn basiert der innere und äußere Frieden auf Aufmerksamkeit und Mitgefühl. Und diese können wir durch bewussten Atem erlangen. Thich Nhat Hanh verwendet bei seinen sehr einfachen und trotzdem immer wieder sehr effektiven Atemübungen positive Affirmationen, die uns darin unterstützen, unseren Geist zu beruhigen, um somit mehr Aufmerksamkeit und Mitgefühl uns selbst und anderen Menschen gegenüber zu erlangen.

Die Meditation für das Selbstvertrauen

Setzen oder stellen Sie sich für diese Meditation in eine aufrechte Haltung. Schließen Sie die Augen und versuchen Sie nun, Ihren Atem ganz bewusst wahrzunehmen, ohne ihn zu verändern. Bleiben Sie einige Atemzüge lang so sitzen. Sitzen Sie bequem? Wie geht es Ihrem Körper bei der Übung? Ist es für ihn entspannend, einmal nichts zu tun? Spüren Sie den Boden unter Ihren Sitzknochen? Versuchen Sie sich selbst so gut wie möglich wahrzunehmen. Und versuchen Sie dies mit größtmöglicher Aufmerksamkeit und Mitgefühl.

Atmen Sie nun bewusst tief ein und aus und sprechen Sie beim Einatmen innerlich folgende Affirmation: »Ich atme (Selbst-)Vertrauen ein.« Beim Ausatmen sagen Sie innerlich: »Ich atme Misstrauen aus.«

Wiederholen Sie diese Affirmation nach Möglichkeit 10 bis 15 Minuten. Sollten in dieser Zeitspanne kritische oder verurteilende innere Stimmen auftauchen, so nehmen Sie sie wahr, aber lassen Sie sich nicht von ihnen zu irgendetwas überreden: Der innere Kritiker weiß zum Beispiel, dass die Übung sowieso sinnlos ist und Sie deshalb aufhören sollten. Der Ängstliche in Ihnen versucht, Sie zu überrumpeln und Ihnen weiszumachen, dass Sie sich ohnehin nicht auf sich selbst verlassen können. – Nehmen Sie diese Haltungen wahr, aber versuchen Sie nicht, sie loszuwerden.

Führen Sie diese Übung so oft wie möglich durch. Am besten jeden Morgen oder jeden Abend. Aber auch zwischendurch – vielleicht bei einem Spaziergang – sind diese Affirmationen hilfreich. Sie sind zur Stärkung des Selbstvertrauens besonders wichtig. Denn erst wenn wir mehr Vertrauen in uns selbst gefunden haben, werden wir auch mehr Zugang zu unserer eigenen Intuition bekommen und ihr auch mehr vertrauen.

Anerkennen, was ist

Das intuitive und wache Leben führt mich in die größtmögliche Gegenwärtigkeit und Nähe mit mir selbst. In diesem Bewusst-Sein erkenne ich mich und das Leben. Ich erkenne an, dass ich bin, und akzeptiere, was ich vorgefunden habe in meinem Leben, welche Eindrücke dies in mir hinterlassen hat und was daraus wurde.

Ich erkenne an, dass jeder Mensch im Leben immer sein Bestes tut und gibt, so wie auch ich immer mein Bestes gegeben habe und gebe. Ich würdige, dass jeder durch seine Erfahrungen eingeengt sein kann, dass er jeweils nur einen Teilaspekt des Lebens vertritt und nicht immer alles sein kann. Genauso wie ich selbst können auch andere in einer unbewussten Haltung gefangen sein. Manchmal sind sie unfrei und leidend, manchmal sind sie frei, spielerisch und bewusst. Kein Mensch kann immer alles geben, was ich brauche oder erwarte. Und auch ich kann nicht immer alles geben, was die anderen von mir erwarten.

Ich erkenne an, dass es unlösbare Situationen gibt, die weder ich noch ein anderer verändern kann. So mag beispielsweise eine Krankheit in meinem Leben auftauchen, die ich nicht annehmen möchte. Dann muss ich würdigen, dass ich mich machtlos fühle und noch nicht verstehe, was mir fehlt und welches meine wahren Bedürfnisse für meine Heilung sind. Ich muss Schwäche akzeptieren und hinnehmen, dass ich nicht alles beeinflussen kann. Dann darf ich mich entspannen, indem ich das Ungelöste loslasse und meine Aufmerksamkeit auf die Gegenwart richte. Im Anerkennen stelle ich fest, dass Ungelöstes annehmbarer wird, wenn ich mich von meiner Vorstellung befreie, wie das Leben zu sein hat.

Ich darf zu der Erkenntnis gelangen, dass das Leben äußerst umfassend ist und ein universelles Spektrum an Erfahrungen bereithält. Darin kann ich respektieren, dass alles seine Richtigkeit hat – auch wenn ich nicht immer bereit und in der Lage bin, alles offen und gleichmütig anzunehmen, wie es ist. Wenn ich jeden und alles in seinem Sosein und seiner Unfreiheit da sein lassen kann, erfahre ich selbst Erleichterung. Dies schenkt mir die Freiheit, den unendlichen Raum, der ich bin, mit mir selbst zu füllen.

Sich der Intuition hingeben

Bei der folgenden Übung geht es darum, sich dem Augenblick hinzugeben. Und zwar ein ganzes Wochenende lang. Im Alltag, in dem ein Termin den nächsten jagt, nehmen wir uns normalerweise nicht die Zeit, unserem Impuls nachzugehen. Erledigen Sie die Dinge, die Sie meinen, unbedingt erledigen zu müssen, am Freitag. Machen Sie also für das Wochenende keine Termine und lockere Vereinbarungen. Lassen Sie sich einfach von Ihrer Intuition führen. Geben Sie sich diesem spannenden Experiment einfach hin. Tun Sie das, was Ihnen intuitiv in den Sinn kommt. Vielleicht haben Sie den Impuls, das ganze Wochenende im Bett liegen zu bleiben? Tun Sie es. Wenn Sie ein aktiver Typ sind, umso besser. Vielleicht hat Ihr Körper schon seit Monaten das Bedürfnis, sich einmal so richtig zu erholen, auszuschlafen und zu regenerieren. Ihr Verstand hat sich aber seit Monaten dagegen gewehrt, weil Sie Ihre Freizeit möglichst sinnvoll und ausgiebig nutzen wollen. Achten Sie an diesem Wochenende auf folgende Punkte:

Seien Sie offen!

Was immer das Wochenende mit Ihnen vorhat – wenn Sie Ihrer Intuition folgen, seien Sie offen. Oftmals sind es Meinungen und Vorstellungen, die uns davon zurückhalten, unserer Intuition zu folgen. Dadurch entsteht für die Intuition natürlich nicht sonderlich viel Raum in unserem Leben. Denn Intuition ist spontan und nicht kalkulierbar – und trotzdem das einzig Richtige, was es zu tun gibt.

Lassen Sie Angst los!

Es ist die Angst, die unsere Meinungen und Vorstellungen füttert. Es ist die Angst, die uns anhält zu planen, die uns einredet, dass wir lieber anderen als uns selbst vertrauen sollten. Es ist die Angst, die uns lähmt und uns taub macht für unsere innere Stimme. Hätten wir nicht so viel Angst, würden wir dem Leben offener und intuitiver begegnen. Dabei ist unsere Intuition unser innerster Kompass. Unsere Intuition ist immer daran interessiert, die bestmögliche Lösung und den besten Weg für uns zu finden!

Seien Sie aufmerksam!

Seinen Sie achtsam und aufmerksam. Je weniger Sie sich von Ihren Gedanken, Ihren Ängsten und Meinungen einhüllen lassen, desto aufmerksamer werden Sie. Seien Sie neugierig. In Ihnen wohnt ein riesiger Schatz – Ihre Intuition! Sie ist das größte Geschenk, was einem Menschen mit auf den Lebensweg gegeben wird. Seien Sie aufmerksam für die Stimme in Ihnen. Seien Sie neugierig wie ein kleines Kind, das beginnt, die Welt zu erforschen. Seien Sie achtsam, ob es Ihre Gewohnheit ist, die zu Ihnen spricht, oder Ihre Intuition.

Seien Sie spontan!

Der eigenen Intuition zu folgen bedeutet, spontan zu sein. Sobald Sie lange darüber nachdenken, ob das, was Sie als Nächstes vorhaben, gut für Sie ist, sind Sie nicht mehr mit Ihrer Intuition verbunden. Wenn Sie mit Ihrer Intuition verbunden sind, handeln Sie und denken nicht.

Beachten Sie diese Punkte und Sie werden ein wundervolles, heilsames Wochenende vor sich haben. Viel Spaß!

Mit Hilfe der Intuition
gesund werden

Nutzen Sie Ihre Intuition auch, wenn Sie krank sind. Was sagt Ihre Intuition, was gut für Ihre Heilung ist? Auch Ihr Körper weiß, was gut für Sie ist.

Bleiben Sie bei der nächsten Grippe mal im Bett liegen, ohne gleich Antibiotika zu nehmen. Hören Sie auf Ihren Körper. Hören Sie ihm einfach nur zu. Öffnen Sie sich für die Krankheit. Statt sie mit starken Tabletten bekämpfen zu wollen, achten Sie einmal darauf, was Ihr Körper braucht. Wie bereits an anderen Stellen des Buches erwähnt, ist Krankheit ein Hilfeschrei des Körpers und der Seele. Eine Grippe ist ein kleiner Hilferuf, ein Krebsgeschwür ein großer.

Vielleicht braucht Ihr Körper Schlaf. Vielleicht verspürt er den Impuls, in die Apotheke zu gehen und ein Entspannungsbad haben zu wollen. Oder Ihnen geht immer wieder der Name einer Heilpflanze durch den Kopf, über die Sie persönlich gar nicht wissen, was genau sie heilt. Ihr Körper hingegen weiß, dass es genau die richtige Pflanze ist, die er gerade zu seiner eigenen Heilung benötigt.

Vielleicht kommen Sie auch eines Tages an einer Arztpraxis vorbei und Sie spüren den Impuls, in die Praxis zu gehen, selbst wenn Sie gesund sind. Geben Sie diesem Impuls nach. Vielleicht finden Sie in dieser Praxis den Arzt, der Sie die nächsten zehn Jahre begleiten wird.

Vielleicht stehen Sie vor einem Bücherregal und Ihnen springt sozusagen ein Buch über Yoga ins Auge. Sie selbst haben aber noch nie in Ihrem Leben Yoga praktiziert und Ihr Verstand sagt Ihnen auch, dass Sie nicht der Typ dafür sind. Folgen Sie trotzdem dem Impuls, dieses Buch zu kaufen. Vielleicht finden Sie auf diese Art eine Methode, die Ihnen genau die Entspannungstechnik vermittelt, nach der Sie sich seit vielen Jahren gesehnt haben.

Hören Sie auf Ihre Intuition, was immer Ihr Verstand auch sagt.

Gesundheit und Harmonie

Ich erinnere mich nicht daran, dass wir uns als Medizinstudenten oder Klinikärzte jemals über Gesundheit ausgetauscht hätten oder darüber, was sie für jeden Einzelnen von uns bedeutet. Mit manchen Kollegen drehte sich das Gespräch lediglich um die Möglichkeit, den Menschen ihr Leiden erträglicher zu gestalten. Für die Weltgesundheitsorganisation (WHO) aber ist Gesundheit »ein Zustand vollkommenen körperlichen, geistigen und sozialen Wohlbefindens und nicht allein das Fehlen von Krankheiten und Gebrechen«.

Ich sehnte mich immer danach, leidenden Menschen Harmonie zu vermitteln. Für mich ist Gesundheit ein Zustand von Harmonie, in dem der Mensch gewahr ist, dass er ist: Aus sich selbst heraus sein und aus der natürlichen Ursprünglichkeit schöpfen. Gelöst und gelassen im Jetzt sein, im Atem, im Körper und in Wachsamkeit. Dies ist ein Zustand von Harmonie, in dem alle Wesensanteile miteinander ausgewogen kommunizieren. Fähig sein, sich frei zu entscheiden, in diese oder eine andere Rolle zu schlüpfen und durch sie zu agieren, wenn es notwendig ist oder sich selbst und anderen Freude bereitet. Frei sein, diese Rolle auch wieder loszulassen.

Durch Integration eins werden

Zu Harmonie und Gesundheit findet der Mensch, indem er sein darf, was er ist. Er erfährt: Wenn ich alles sein darf, bin ich ganz und eins mit mir. Dies bedeutet ein vollständiges Akzeptieren meiner Erfahrungen. Sie dürfen sich in meinem Inneren in vollkommener Wachheit und Bewusstheit ganz und gar ausdehnen, ohne dass irgendetwas abgewehrt wird. Sie werden fortan ein Teil von mir und ich werde sie. Das Erfahrene und ich, die/der Erfahrende, sind nicht mehr voneinander getrennt. Wir sind eins. Das

Einswerden gibt mir in der direkten und vollständigen Erfahrung das Geschenk der Integration. Was ich annehmen und integrieren kann, verwandelt sich in mir. Und diese Wandlung führt mich zur Gegenwart, zum Augenblick. Im Licht der Gegenwärtigkeit verblassen die Details aller Erfahrungen von Geschichte, Schmerzen und Gedanken so umfassend, dass nur Leichtigkeit und Stille zurückbleiben. Alles, was nicht *jetzt* ist, verblasst im Licht der Läuterung.

So ist es zu verstehen, dass wir für den Prozess einer umfassenden Heilung weder irgendein Detail unserer Geschichte noch »unsere Haltung« leugnen oder vernichten müssen. Wir erkennen, wie wir durch unsere Haltung oder Rolle die Welt durch eine ganz bestimmte Brille betrachten, die unsere Sicht begrenzt. In dieser Begrenztheit des Blicks müssen wir uns ganz annehmen, weil wir uns selbst dann vollständiger verstehen und unser Leben würdigen.

Solches Annehmen und Willkommenheißen sind eine warme Umarmung, die uns mit allem, auch mit Schmerz und Krankheit, da sein lässt. All dies schenkt uns große Erleichterung und letzten Endes die Wandlung.

Menschen, die diesen Weg gegangen sind, haben sich vollständig verwandelt. Sie wirken auf uns abgeklärt und geläutert. Ihr Schicksal scheint von ihnen abgefallen und sie stehen im Leben in einer strahlenden und wachen Schönheit. Schmerz und Vorstellungen scheinen sie nicht mehr zu beherrschen. Sie sind präsent und wach, eins mit sich und mit der tiefsten Wahrheit ihres Seins, der immerwährenden Buddha- oder Christus-Natur.

In die bewusste Einheit gehe ich hinein, indem ich das, was ich bin und innerhalb meines Schicksals geworden bin, vollständig akzeptiere. Und dazu gehört eben alles: Missgeschicke und Begünstigungen, Glück und Unglück, Lebensbedingungen, Konditionierungen und kulturelle Prägungen, meine Eltern, Kinder, Lehrer.

Nichts bleibt zurück, was nicht die Chance bekommt, angenommen, akzeptiert und umarmt zu werden. Dies verlangt die vollkommene Hingabe: Ich bin so, wie ich jetzt bin, und alles ist so in Ordnung. So muss ich nichts mehr tun, damit mich jemand sieht und liebt, sondern ich darf SEIN. Ich bin. Das Leben nährt und liebt mich.

TEIL 6

Anhang

Danksagung

Mein besonders aufrichtiger Dank gilt allen meinen Lehrern. Sie haben ihre Erfahrungen und ihr Wissen an mich weitergegeben. Dies hat in meinem Bewusstsein tiefe Prozesse angeregt, die auch in diesem Buch ihren Ausdruck fanden. Mathias Dorcsi und Georgos Vithoulkas haben mir das Wesen der Homöopathie nahe gebracht, was mein medizinisches Verständnis vervollständigte. Sun Bear und die Lehrer der Bear Tribe Medicine Society haben mich darin unterstützt, mich an meinen wahren Ursprung und die Verbindung zum Leben zu erinnern. Ich bin frei und heil, wenn ich meine Verbindung zum Leben nähren kann und es heilige und ehre.

Mein Dank gilt ganz besonders meiner hoch geschätzten Lehrerin Nanna Michael, die mich teilhaben lässt an der Lehre von Charles Berner, dem ich leider nie begegnet bin. Von ihr durfte ich lernen, was der Mensch wirklich braucht, um sich vollständig und heil zu fühlen. Dies ließ mich das Wesen von Heilung umfassender verstehen.

Ganz besonders danke ich meiner Co-Autorin Doris Iding, die erkannt hat, welches Potenzial in meiner Erfahrung und meinem Wissen steckt. Ihrem persönlichen Interesse und ganz besonderen Einsatz ist es zu verdanken, dass dieses Buch über intuitives Heilen überhaupt geschrieben werden konnte.

Dann möchte ich dem Kösel-Verlag und besonders Frau Ulrike Reverey danken. Sie hat meine Anliegen zum Thema Heilung und Intuition so positiv aufgenommen, dass daraus ein Buch werden konnte. Ich danke vor allem für den Weitblick und das Vertrauen, welches ein solches Buch braucht, um seinen Weg in die Welt zu finden.

Ich danke sehr herzlich meiner Freundin Marion, die mir geholfen hat, die Hürden auf dem Weg zur Fertigstellung des Buches zu überwinden. Ihr offenes Ohr und ihre fachliche Kompetenz haben mich hervorragend unterstützt und ihre unverhohlene Begeisterung für den Inhalt des Buches äußerst motiviert.

Mein herzlicher Dank gilt auch Katja Kaiser, die es vermocht hat, durch ihr Fachwissen den wissenschaftlichen Rahmen des Buches im Auge zu behalten. Sie verfügt darüber hinaus über die Gabe, mit großer Klarheit und Integrität ein Schiff durch stürmische Gewässer zu steuern.

Ich danke den vielen Menschen, die in nun fast zwanzig Jahren den Weg in meine Praxis fanden. Gemeinsam machten wir uns auf die Reise, um das finden, wonach sich ihre Seele sehnt, um ganz und heil zu sein. Ich danke ihnen für das mir entgegengebrachte Vertrauen und den Mut, für ihre Heilung sich selbst anzuschauen und anzunehmen.

Und mein innigster Dank gilt dem Leben selbst, das mit der unerschöpflichen Kraft des Bewusst-Seins alles durchdringt und zusammenhält. Es hat mir durch meine Eltern mein Leben und das meiner Kinder geschenkt. Ihnen danke ich, wie sie auf so aufrichtige und humorvolle Weise mit mir das Leben teilen und mich durch ihre Einzigartigkeit und ihre Liebe beglücken. Sie lehren mich ein immer neues, kindliches Staunen über das Wunder des Lebens, das Große Geheimnis, das mir alles gibt und das mich nährt und liebt. Danke!

Barbara G. Tilmann

Hiermit möchte ich Frau Dr. Tilmann für die Zusammenarbeit danken. Ihr Wunsch, ihre Einsichten und Erkenntnisse in ihr Leben zu integrieren und bei Problemen nach Lösungen zu suchen, berühren mich sehr.

Des Weiteren möchte ich Katja danken, die mich bei der Entstehung des Buches immer wieder fachlich beraten, seelisch unterstützt und das Projekt von ganzem Herzen begleitet hat.

Ein weiterer Dank geht an Bille für ihr Da-Sein und insbesondere für ihr Ohr.

Und zu guter Letzt möchte ich von ganzem Herzen Frau Ulrike Reverey danken. Während der gesamten Zeit hatte ich immer das Gefühl, dass ihre wohlwollende und positive Energie im Raum steht und uns bei der Entstehung des Buches unterstützt.

Doris Iding

Anmerkungen

1 Safi Nidiaye: *Den Weg des Herzens gehen*

2 Khalil Gibran: *Der Prophet*, S. 41

3 Eckhart Tolle in einem Interview mit Doris Iding im April 2002 in München

4 Frei nacherzählt aus Anthony de Mello: *Eine Minute Weisheit*

5 Daniel Goleman: *EQ. Emotionale Intelligenz*, S. 163. Im Original stammt sie aus: *How Can I help? Ram Dass und Paul Gorman*, New York, Alfred Knopf, 1985, S. 167-171

6 Andrew Cohen: *Erleuchtung ist ein Geheimnis*, S. 151

7 Philip Kapleau: *Die drei Pfeiler des Zen*

8 Susan Hayward: *Das kleine Buch der Weisheiten*

9 Safi Nidiaye: *Die Weisheit der inneren Stimme*, S. 22

10 Inspiriert worden bin ich hier von Julia Cameron sowie von Safi Nidiaye, der Autorin des Buches *Die Weisheit der inneren Stimme*. Safi Nidiaye hat eine Reihe wundervoller Bücher geschrieben und zählt meines Erachtens zu einer der wichtigsten zeitgenössischen spirituellen Lehrerinnen in Deutschland.

11 »Three Headed Dragon River«, übersetzt von H. Haberzettel

12 Aus einem Interview mit der indischen spirituellen Meisterin »Amma« in der Zeitschrift *WIE?*, 1999/2

13 Anthony de Mello: *Wer bringt das Pferd zum Fliegen?*, S. 115

14 Hierzu empfiehlt sich besonders das Buch *EQ. Emotionale Intelligenz* von Daniel Goleman

15 Die Begriffe »Ich« und »Selbst« werden je nach Denk- und Sprachtradition unterschiedlich gebraucht. Unter »Ich« ist die beobachtende und kontrollierende und mit Haltungen identifizierte Instanz einer Person gemeint. Dieses Ich ist abhängig von Identifikationen, ohne stabile Identität und abhängig vom dualen Erleben.
Als »Selbst« bezeichnet man eine Instanz, die dem begrenzten und abhängigen Ich übergeordnet wird. Ihm wird auch eine transpersonale Dimension zuerkannt. Dieser überpersönliche Kern entspricht dem göttlichen Funken, der Einheit im tiefsten Innern eines jeden Menschen.

16 Safi Nidiaye: *Die Weisheit der inneren Stimme*, S. 17

17 Om C. Parkin: *Die Geburt des Löwen*, S. 7

18 Besonders empfehlenswert sind in diesem Zusammenhang die beiden

Bücher von Jack Kornfield *Frag den Buddha und geh den Weg des Herzens* und *Das Tor des Erwachens.*

19 Quelle unbekannt

20 Während einer Backwater-Tour in Südindien im Jahre 1985 (Doris Iding)

21 Ram Dass/Paul Gorman: *Wie kann ich helfen?*, S. 55

22 Gekürzt aus: Jack Kornfield/Christina Feldmann: *Geschichten des Herzens*

23 Eine Einsicht kann man natürlich auch bei der Durchführung von Übungen, Selbstreflektion oder während der Meditation haben. Aus diesem Grund möchten wir Ihnen ans Herz legen, die hier im Buch aufgeführten Übungen über einen längeren Zeitraum hinweg zu praktizieren.

24 Dies bezieht sich auf eine Befragungstechnik, die einem Kranken hilft, seine Haltung in Bezug auf sein Kranksein zu erarbeiten.

25 Gekürzt und nacherzählt aus: Robert Dorsch/Mechthild Scheffer: *Geschichten und Bilder aus dem Bach-Blütengarten*, S. 57

26 Gekürzt und nacherzählt aus: Robert Dorsch/Mechthild Scheffer: *Geschichten und Bilder aus dem Bach-Blütengarten*, S. 259

27 Nacherzählt aus: Jack Kornfield/Christina Feldmann: *Geschichten des Herzens*, S. 268

28 Quelle unbekannt

29 Gekürzt und nacherzählt aus: Robert Dorsch/Mechthild Scheffer: *Geschichten und Bilder aus dem Bach-Blütengarten*, S. 45

30 Paulo Coelho: *Der Alchimist*, S. 137 ff.

31 Gekürzt aus Jack Kornfield/Christina Feldmann: *Geschichten des Herzens*, S. 41

32 Safi Nidiaye: *Die Weisheit der inneren Stimme*, S. 26

33 In diesem Kontext sind Bücher von Christian Rätsch und W.D. Storl zu empfehlen. Sie haben ein sehr detailliertes Wissen sowohl über feinstoffliche Erscheinungsformen als auch über die entsprechenden Räucherstoffe.

34 Anthony de Mello: *Wer bringt das Pferd zum Fliegen?*, S. 136

35 Safi Nidiaye: *Die Stimme des Herzens*, S. 36

36 Anthony de Mello: *Eine Minute Weisheit*, S. 29

37 Jack Kornfield: *Frag den Buddha und geh den Weg des Herzens*, S. 28

38 Jack Kornfield: *Frag den Buddha und geh den Weg des Herzens*, S. 37

39 Die Inspiration für diese Meditation stammt aus Eddie und Debbie Shapiro: *Kleine Meditationsschule*, S. 44.

Literatur

Natalie Angier: *Frau. Eine neue Geographie des weiblichen Körpers.* C. Bertelsmann Verlag, München 2000

Mojdeh Bayat/Mohammed A. Jamnia: *Geschichte aus dem Land der Sufis,* Spirit Fischer Verlag, Frankfurt 1998

Elisabeth Bond: *Der schlafende Riese erwacht.* Lokwort Verlag, Bern 2002

Joan Borysenko, *Das Buch der Weiblichkeit. Der 7-Jahres-Rhythmus im Leben der Frau.* Deutscher Taschenbuch Verlag, München 2000

Eileen Caddy, siehe Hayward

Julia Cameron: *Der Weg des Künstlers. Ein spiritueller Pfad zur Aktivierung unserer Kreativität.* Droemer-Knaur Verlag, München 2000

Patricia Carrington: *Das große Buch der Meditation. Das erste Kompendium sämtlicher Meditationsarten.* O.W. Barth/Scherz Verlag, München 1999

Pema Chödrön: *Geh an die Orte, die du fürchtest,* Arbor Verlag, Freiamt 2002

Paul Coelho: *Der Alchimist.* Diogenes Verlag, Zürich 1996

Andrew Cohen: *Erleuchtung ist ein Geheimnis. Lehren der Befreiung.* Falk Verlag, Seeon 1994

Ram Dass/Paul Gorman: *Wie kann ich helfen? Segen und Prüfung mitmenschlicher Zuwendung.* Sadhana Verlag, Berlin 1994

T.K.V. Desikachar: *Über Freiheit und Meditation. Das Yoga Sutra des Patanjali.* Vianova Verlag, Petersberg 1997

Robert Dorsch/Mechthild Scheffer: *Geschichten und Bilder aus dem Bach-Blütengarten.* Natura-Med Verlags GmbH, Neckarsulm 2000

Drukpa Rinpoche: *Tibetische Weisheiten.* Deutscher Taschenbuch Verlag, München 2002

Mark Epstein: *Gedanken ohne den Denker. Das Wechselspiel von Buddhismus und Psychotherapie.* Fischer Verlag, Frankfurt 2002

Gangaji, *Freiheit und Entschlossenheit. Der schmale Grad der Hingabe.* Seemann Verlag, Leipzig 2002

Khalil Gibran: *Der Prophet.* Benziger, Düsseldorf 2001

Daniel Goleman: *EQ. Emotionale Intelligenz.* Deutscher Taschenbuch Verlag, München 1997

Susan Hayward: *Das kleine Buch der Weisheiten.* Droemer-Knaur Verlag, München 2001

Doris Iding: *Mehr Lebensenergie durch bewusstes Atmen. Gesundheit und Vitalität mit der Atemtherapie.* Econ-Südwest Verlag, München 2000

Doris Iding: *Der Tod geht um die Welt. Mythen. Märchen und Geschichten um den Tod.* Goldmann Verlag, München 2000

Sandra Ingermann: *Auf der Suche nach der verlorenen Seele. Der schamanische Weg zur inneren Ganzheit.* Hugendubel Verlag, München 1998

Philip Kapleau: *Die drei Pfeiler des Zen. Lehre – Übung – Erleuchtung.* O.W. Barth/Scherz Verlag, München 1994

Jack Kornfield: *Frag den Buddha und geh den Weg des Herzens.* Kösel Verlag, München 5. Auflage 2000

Jack Kornfield: *Das Tor des Erwachens.* Kösel Verlag, München 2000

Jack Kornfield/Christina Feldmann: *Geschichten des Herzens.* Arbor Verlag, Freiamt 1998

Ilse Kutschera/Christine Schäffler: *Was ist nur los mit mir? Krankheitssymptome und Familienstellen.* Kösel Verlag, München 2002

Stephen Levine: *Sein lassen. Heilung im Leben und im Sterben.* J. Kamphausen Verlag, Bielefeld 1997

Anthony de Mello: *Eine Minute Unsinn. Weisheitsgeschichten.* Herder Verlag, Freiburg 2002

Anthony de Mello: *Eine Minute Weisheit.* Herder Verlag, Freiburg 2001

Anthony de Mello: *Wer bringt das Pferd zum Fliegen? Weisheitsgeschichten.* Herder Verlag, Freiburg 2002

Claudia Müller-Ebeling/Christian Rätsch/Christian Storl: *Hexenmedizin.* AT Verlag, Aarau/Schweiz 1998

Safi Nidiaye: *Herz öffnen statt Kopf zerbrechen. Der Weg zu Freiheit, Freude und Frieden.* Ludwig Verlag, München 2002

Safi Nidiaye: *Die Stimme des Herzens. Der Weg zum größten aller Geheimnisse.* Bastei Lübbe Verlag, Bergisch Gladbach 2002

Safi Nidiaye: *Das Tao des Herzens. Wie Sie Ihre Gefühle befreien.* Heyne Verlag, München 2002

Safi Nidiaye: *Den Weg des Herzens gehen. Eine Frau findet zu ihrer inneren Stimme.* Heyne Verlag, München 1996

Safi Nidiaye: *Die Weisheit der inneren Stimme. Vertrauen Sie Ihrer Intuition.* Econ-Ullstein Verlag, München 2001

Christiane Northrup: *Frauenkörper, Frauenweisheit.* Sandmann Verlag, München 2001

Om C. Parkin: *Die Geburt des Löwen. Dialoge zur Selbsterforschung.* Lüchow Verlag, Berlin 2001

Candace B. Pert: *Moleküle der Gefühle, Körper, Geist und Emotionen.* Rowohlt Verlag, Reinbek bei Hamburg 2001

Maitreyi D. Pointek: *Das Tao der weiblichen Sexualität. Ein Praxisbuch für Frauen.* Heyne Verlag 2002

James Redfield/Michael Murphy/Sylvia Timbers: *Gott und die Evolution des Universums. Der nächste Evolutionsschritt für die Menschheit.* Ludwig Verlag, München 2002

Sogyal Rinpoche: *Das tibetische Buch vom Leben und vom Sterben. Ein Schlüssel zum tieferen Verständnis von Leben und Tod.* O.W. Barth/Scherz Verlag, München 1993

Peter Russell: *Quarks, Quanten und Satori. Wissenschaft und Mystik: Zwei Erkenntniswege treffen sich.* J. Kamphausen Verlag, Bielefeld 2002

Idries Shah: *Das Geheimnis der Derwische.* Herder Verlag, Freiburg 1995

Eddie und Debbie Shapiro: *Kleine Meditationsschule.* Bauer Verlag, Freiburg 2002

Thich Nhat Hanh: *Ärger.* Goldmann Verlag, München 2002

Thich Nhat Hanh: *Frei sein, wo immer du bist.* Theseus Verlag, Berlin 2002

Thich Nhat Hanh: *Der Geruch von frisch geschnittenem Gras. Anleitung zur Gehmeditation.* Theseus Verlag, Berlin 2002

Thich Nhat Hanh: *Das Herz von Buddhas Lehre. Leiden verwandeln – die Praxis des glücklichen Lebens.* Herder Verlag, Freiburg 2001

Thich Nhat Hanh: *Ich pflanze ein Lächeln. Der Weg der Achtsamkeit.* Goldmann Verlag, München 1991

Thich Nhat Hanh: *Schritte der Achtsamkeit. Eine Reise zu den Quellen des Buddhismus.* Herder Verlag, Freiburg 2001

Thich Nhat Hanh: *Das Wunder der Achtsamkeit. Einführung in die Meditation.* Theseus Verlag, Berlin 2002

Thich Nhat Hanh: *Zeiten der Achtsamkeit.* Herder Verlag, Freiburg 2001

Eckhart Tolle: *Jetzt! Die Kraft der Gegenwart. Ein Leitfaden zum spirituellen Erwachen,* J. Kamphausen Verlag, Bielefeld 2000

Georgos Vithoulkas: *Medizin der Zukunft.* G. Wenderoth Verlag, Kassel 1997

Barbara Vödisch/Heinz Ackermann: *Einfach sein. Spiel der Erkenntnis.* J. Kamphausen Verlag, Bielefeld 2002

Barbara G. Walker: *Die geheimen Symbole der Frauen. Lexikon der weiblichen Spiritualität.* Heyne Verlag, München 2000

Barbara G. Walker: *Das geheime Wissen der Frauen,* Deutscher Taschenbuch Verlag, München 1995

Susun S. Weed: *HeilWeise.* Frauenoffensive, 1996

Sylvia Wetzel: *Hoch wie der Himmel, tief wie die Erde. Praktische Meditationen zu Liebe, Beziehungen und Arbeit*. Theseus Verlag, Berlin 1999

Sylvia Wetzel: *Leichter leben. Praktische Meditationen zum Umgang mit Gefühlen*. Theseus Verlag, Berlin 2002

Suzan H. Wiegel: *Die Botschaft der Kahunas. Mit dem uralten Wissen aus Hawaii ein glückliches Leben führen*. Kösel Verlag, München 2002

Ken Wilber: *Mut und Gnade. In einer Krankheit zum Tode bewährt sich eine große Liebe*. Goldmann Verlag, München 1996

Stephen Wolinsky: *Quantenbewußtsein. Das Handbuch der Quantenpsychologie*. Alf Lüchow Verlag, Berlin 2000

Stephen Wolinsky: *Alltägliche Trance. Heilungsansätze in der Quantenpsychologie*. Verlag Alf Lüchow, Berlin 1999

Kontakt

Wer weitere Fragen zur holistischen Gesundheitsberatung hat, mehr über Einzelsitzungen, Arbeit mit Paaren und Seminare zur Selbsterforschung und ganzheitlichem Heilen sowie über schamanistische Ritualarbeit erfahren möchte, wendet sich bitte an:

Dr. Barbara G. Tilmann
(Raum München)
E-Mail: tilmann.chiron@web.de

Wer an Yoga-Kursen und an Kursen zur Selbstfindung interessiert ist, wendet sich bitte an:

Doris Iding
Clemensstr. 79
80796 München
E-Mail: doid@gmx.de

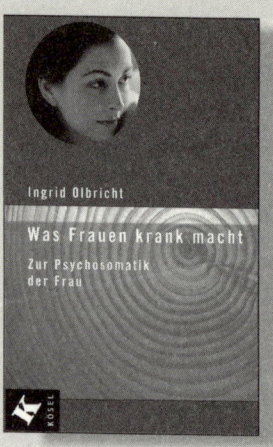
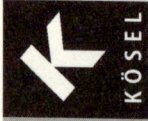

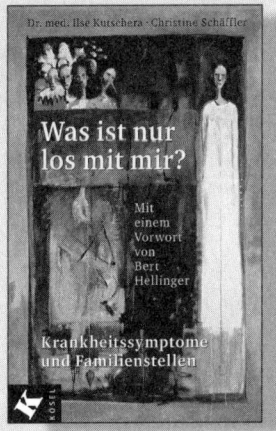
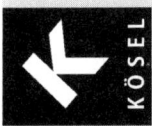

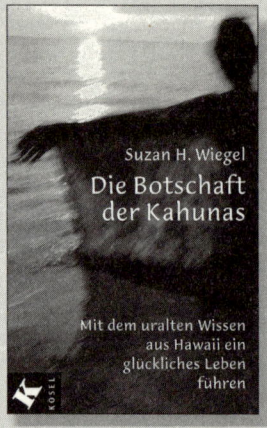
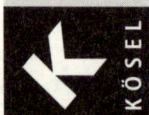